メンタルヘルスの
英語論文 の書き方

国際誌で出版し続ける
コツと思考法

Yasuhiro Kotera
小寺 康博

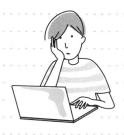

北大路書房

はじめに

　本書を手に取っていただきありがとうございます。本書は，メンタルヘルスについて英語で論文を執筆し，国際誌で出版する☞ための本です。みなさんがこの本を手に取ったのにはさまざまな理由があると思います。たとえば，「現在日本の大学で研究をしていて，自分たちの研究を世界に伝えたい」「メンタルヘルスや関連する業種で働いていて，プラクティス・診療での知見を発信したい」「企業のメンタルヘルスに携わり，現場の試みを発表したい」「将来的に研究職を考えていて，そのために論文出版をしたい」または「現在教員として働いているが，キャリアアップのために多くの国際誌で論文を出版したい」「自分の生徒に出版について教える際に教材がほしい」「すでにたくさんの論文を出版しているが，さらなるスキルアップや，異なる視点・方法を知ってみたい」などなど。また，「将来自分も出版に関する本を書きたい」という人もこの本を読んでいるかもしれません。

　理由が多々あるということは，それだけ国際誌から出版するということにさまざまなプラスの影響があると考えることができます。国際誌で出版をすると世界中の読者に読んでもらえて，そこから共同研究の依頼や何らかのイベントの招待につながることもあります☞。また，その論文に積み上げるかたちで，次の論文が書きやすくなります。多くの国際誌は公の記録に出るので，オンライン上で自分の研究の名刺代わりになります。さらに，**論文を書くというプロ**

☞出版する：本書では，論文を「出版する」という表現を使っていますが，他の言い方としては「掲載される」や「発表する」というものもあります。本書が英語での論文についてのものであるということ（英語では "publish" という表現を使います），また，途中で "PhD by Publication（論文出版による博士号）" を紹介するということもあり，本書では「出版」という言葉を使います。

☞招待につながる：しかしスキャムには注意をしてください。スキャムについては第14章-**5**「スキャム招待に気をつける」で述べています。

はじめに　i

セスも多くの便益をもたらします。英語力が高まるのはもちろんですが，論理的に考えるスキルや，書く作業でいろいろと調べるので，当然知識も増えます。他人の論文に触れたり，共著者と作業をする中で，いろいろな書き方も学べます。そして自分の考えをまとめるので，頭の中が整理されます。**そうしたスキル面でのプラスもあれば，感情的なものもあります。**私が指導している出版グループでは，初めて論文出版をしたメンティー（指導や支援を受ける側の人）も多くいます。出版することの「達成感」であったり，「自信」，さらに次の論文への「やる気」を出したり，無理だと思っていたキャリアが実は実現できるかもしれないと「希望」をもてたり，「充実感」や「成長感」もあるでしょう。**その影響は大きく多岐にわたります。**

　しかしながら以前の私も含め，**多くの人が国際誌で論文を出版することは「非常に難しい」「莫大な作業量を必要とする」「時間がない」「（仕事があるので）余力がない」**などと考えています。それらは事実でしょう。特に英語を書くことに自信のない人は，到底無理なことだと感じるかもしれません。言語学に"linguistic distance（言語間距離）"つまり，言語と言語がいかに異なるか，という概念があります。**英語と日本語の間の言語間距離は，最も大きい部類に入ります。**2023年6月にネイチャーに「英語を母国語としない研究者にかかる言葉の壁がもたらす真のコスト」(Lenharo, 2023 ➡QR) という論文が掲載されましたが，英語のレベルが高くない国出身の研究者は，同じ英語のものを読むにしても，英語ネイティブと比べて91%も時間がかかると報告していました。また非ネイティ

ブの研究者は文章表現のためにリジェクト（却下）される確率がネイティブと比べて2.5倍も高いそうです。それだけ日本語ネイティブが英語を使うのは難しいのです。

　ですので，私の論文を国際誌で出版だなんて，夢のまた夢だと思っていました。学部時代（学士号課程）に1年間アメリカに交換留学をし，帰国後，日本で就職。その後，アメリカで修士号を取得しますが，修士号を取った後でさえ，自分が論文を書くなんて思ってもみませんでした。授業で使うあの英語の文字がいっぱいの文書を読むので精一杯なのに，書く側に回るなんて想像もできませんでした。自分には習得不可能なスキルだと考えていました。その後，イギ

リスに渡り，論文を書き，国際誌に提出しますが，リジェクトの連続でした。「やはり自分には縁のない世界だ」と思っていました。

　しかし，それでも継続していくと，奇跡的にある国際誌から「レビジョン（修正）要求」をもらうことができ，その後，「アクセプト（受理）」をもらうことができました。最初のアクセプトの瞬間は今でも忘れられません。2017 年でした。妻と幼い息子と一緒に外食して祝ったのを強く憶えています。

　その後も書き続け，現在 2024 年では論文の数は 200 本を超えます。この間，新たに三つ子も生まれ，仕事外でも本当にいろいろなことが起きた 7 年間でした。論文を紹介する，研究者たちの SNS であるリサーチゲート（2023 年 9 月時で 2,500 万人登録）によると，2017 年に最初の論文を出版した研究者の中で，私の論文の数とインパクトはトップ 1% 以内だそうです。それだけ急ピッチで論文を出版してきましたが，この間，辛かったかというとそうでもありません。無理だと思っていたものが，できるようになる。そして，自分の成長を感じる。そのような歩みを毎日少しでもいいから続ける。それがやがて結果となって現われる。それが嬉しいから，また書き続ける。メンタルヘルスに影響を与えるモチベーション（動機）の観点から見ても，これはバランスがよいのかもしれません。動機の中で，プロセスそのものが快感（ワクワクや楽しさ，好奇心，フローなど）である場合，これを**内発的動機**と言います。論文を書く中で感じる成長や知識が増えること，英語の表現を学ぶこと，こうした要素は内発的動機に働きかけます。また，出版など外側にある認識，印，ゴール地点を求めることは**外発的動機**と言います。内発的動機や外発的動機の特徴についてはさまざまな研究（Kotera, Aledeh, et al., 2022; Kotera et al., 2018 ➡QR）がなされていますが，私は論文を書くということに関しては，両方を自分にとって良いバランスで感じられていたのかもしれません。

　特に書き続けることができるかどうか，は大事なポイントだと思います。ではそのためにどうしたらいいかというと，一つは，書くことそのものの楽しさを感じることです。「こうやって学べているのだから，これそのものが自分へのご褒美だ」と考えるようにすること（つまり内発的動機の活性化）は大事です。自分の好きな分野のことを勉強できる，英語を勉強できる（中には「自分

の英語は完璧だから，別に勉強にはならない」と思う人もいるかもしれません
が，ネイティブスピーカーで経験豊富な研究者も異なる表現方法の学習には貪
欲です），そして，自分の考えをより研ぎ澄ますことができる。こうしたこと
が論文を書く内発的な動機なのかもしれません。

　冒頭で「なぜ本書を手に取ったのか」という旨の話をしましたが，「なぜ」
というのは「動機」と関係します。ですので，ただ「仕事／授業でしないとい
けないから」とか「論文出版しないとクビにされるから」と考えるのではなく
て，もう少し深い部分であなたはなぜ書くのか，そこにはどのような感情や思
い，思考があるのか，などを一度，考えてみる，もしくは実際に書いている際
にマインドフルに気づいてみると，より大事なものが見えてくるかもしれませ
ん。論文出版の話で，動機やらマインドフルやらの話をしてしまいましたが，
よく出版する人は論文を書くことにおいて，そうした内的な感覚にもよく気づ
いていることが多いです。

　本書ではノウハウ的なことをご紹介しますが，それとともに内的なコツ，つ
まり思考法についても役立ちそうなものをご紹介し，みなさんの論文出版を応
援したいと思います。本書を読んで出版できたという声がたくさん聴けること
を心より願っております。

小寺 康博

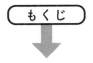

はじめに　i

書く前に　001

第1章　国際誌で論文を出版するとはどういうことか？　002
1. なぜ国際誌で論文を出版することが大事なのか？　003
2. なぜ国際誌で論文を出版することが難しいのか？　010
3. 批判やリジェクトをされ続けても進むには？　016

第2章　論文には一般的に何が含まれるのか？
またそれらの機能は？　019
1. タイトル　021
2. アブストラクト　024
3. キーワード　030
4. イントロダクション　034
5. メソッド　037
6. リザルト　039
7. ディスカッション　041
8. リファレンス　043

第3章　論文執筆の準備作業　046
1. 論文の目的を明確にする「ズバリ何が言いたいか？」　046
2. ターゲット誌を見つける　049

3 論文の初めから順番に書かない　054
4 リファレンスソフトを使いこなす　055
5 査読者の査読ポイントを頭に入れておく　059

書いていく　063

リサーチクエスチョン　064

1 リサーチクエスチョンとは　064
2 リサーチクエスチョンのフレームワーク　066

メソッド　070

1 ターゲット誌の過去の論文から学ぶ　071
2 研究デザイン別のフレームワークでチェック　075
3 報告が必要な言葉は文頭に　084
4 メソッド以外のことは書かない　085

リザルト　088

1 メソッドのかたちを維持して結果を報告する　088
2 大事なことは明確に　091
3 表や図を使う　092
4 結果の解釈は書かない　095
5 一貫した表現で　096

イントロダクション　100

1 状況とキーワードを明確に説明する　100
2 問題提起　103
3 すでにわかっていることは何か？　104
4 まだわかっていないことは何か？　106

vi　もくじ

5 なぜこの研究が必要なのか？　108
　　6 知識のギャップをこの研究がどう狭めるか？　109
　　7 研究目的やリサーチクエスチョンおよび仮説　110

第8章 ディスカッション　112
　　1 まずは研究の要点を伝える　113
　　2 なぜそのような結果になったのか（またはならなかったのか）？　114
　　3 研究結果はどのように現場の人の役に立つのか？　117
　　4 イントロダクションで述べた点に触れる　119
　　5 その他，最新の研究や重要な研究と関連できているか？　120
　　6 研究の弱みは何か？　122
　　7 将来，どんな研究が必要か？　124

第9章 タイトル・アブストラクト・キーワード　128
　　1 タイトル　128
　　2 アブストラクト　131
　　3 キーワード　134

第10章 最終確認　139
　　1 英語表現は一貫しているか？　139
　　2 わかりやすいか？　140
　　3 誤字・脱字などはないか？　141
　　4 研究デザイン別のガイドラインに沿っているか？　141
　　5 学術誌のガイドラインに沿っているか？　142

書いた後に　145

第11章 学術誌に提出する　146

1 カバーレターとは？　147
2 カバーレターに書くこと，書かないこと　148

第12章 提出後の作業　151

1 フォローアップメールを送る　151
2 リジェクトであれば次のターゲット誌へ　153
3 条件つき受理なら修正作業を開始　155
4 レスポンスレターの作成　157
5 ケンカせず，感謝をして修正する　158
6 修正期限に間に合わない場合　159

第13章 受理されてから　161

1 広報部や関連チームに連絡　161
2 履歴書やプロフィールに足す　162
3 論文の簡易版を情報サイトに出す　163
4 引用されることの重要性　164
5 次の論文出版へ　166

第14章 その他，注意すべきこと　169

1 チームで書く際　169
2 学術誌と良い関係性を築く　171
3 ボランティア査読をする　172
4 査読者や編集者の経験をする　173
5 スキャム招待に気をつける　174
6 理不尽な組織内政治に負けない　177
7 学ぶことの楽しさを忘れない　178
8 書く習慣のつけ方　179
9 どのような英語表現が良いのか　180
10 データがない場合は小論文を　181
11 出版グループ「REACH」の紹介　182

おわりに　185
引用・参考文献　187／索引　199

書く前に

　英語論文を国際誌で出版するといっても，何から手をつけたらいいのかわからない，そう思う人は少なくありません。
　まず，書く前に何をしたらよいのでしょうか？

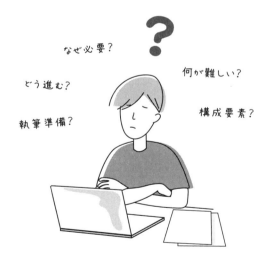

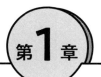

第1章 国際誌で論文を出版するとはどういうことか？

　国際誌で論文を出版することについて考えていきましょう。そもそも「国際誌（international journals）」とは一般的に，英語で出版されて，世界で広く流通している学術誌だと考えられています（Oguchi, 2014 →QR）。そして，学術誌とは，編集者の他に査読者がいて，査読者と編集者が承認して初めて出版が決まります。したがって，英語でこうした雑誌のことを"peer-reviewed journals"という言い方をすることもあります。たとえば，履歴書（CV）に，一般雑誌から出版した記事（"magazine articles"などと表現）と区別をするために"peer-reviewed articles"などという見出しをつけて書く人もいます。

　"peer"とは，「同じ立場の」「第三者の」という単語です。つまり，国際誌側の人でもなく，提出した研究者側の人でもない人で，なおかつ同じ分野の人（査読者）が，客観的な立場から論文の良し悪しを評価します。この"peer"という単語は，メンタルヘルスの世界では特に近年，よく見られる言葉です。たとえば，"peer support"という手法が近年使われていますが，これは「同じようなメンタルヘルスの症状を患った経験のある人によるサポート」を意味します。医療スタッフでもなく，患者の家族でもない人が間に入り，患者に寄り添います。イギリスをはじめ多くの国々で取り入れられているアプローチです。やはり治療に関する知識やスキルも大事ですが，それに合わせて「私も同じような経験をした」というような「生身の経験（これは英語で"lived experience"と言われます）」をもつ人がいることも非常に大切です。患者が医療スタッフに対して，「あの人たちは自分のことを全然わかってない」と思

われては，どれほど優れた治療法があっても望まれる効果は出ないかもしれません。また，"peer researcher" というと，「メンタルヘルスの問題を抱えたことのある研究者」という意味になります。この表現はたとえば，研究助成金の応募書などでよく見ます。理由としては，研究チームに患者の観点があることを示すためなどがあげられます。

ということで，本章は，「英語で論文を書いて学術誌に提出し，そこに査読者の審査が入り，それが良しと判断されるまで」についてを考える章です。大きな3つの問いとして，❶なぜそれが大事なのか，❷なぜそれが難しいのか，そして，❸批判やリジェクト（却下）され続けても進むにはどうしたらいいのかを考えていきましょう。

❶ なぜ国際誌で論文を出版することが大事なのか？

「はじめに」で書いたように国際誌での論文出版の動機づけにはさまざまなものがあります。それにも関連しますが，なぜ国際誌で論文を出版することが大事なのでしょうか？　まず客観的で教科書的なこと（この本をすでに教科書としてお使いの場合もあるかもしれませんが）を言うと，**斬新な研究成果を出版することで，その分野の科学を進めることができるからです**。2012年に出版された小論文 "For the write reason 🖋"（Shanahan, 2012 →QR）でもこのことが記されていました。たとえば，論文1：「特定のレジリエンス🖋を高めるトレーニングがあり，それがイギリスの小学生に対して有効だった」。論文2：「今回は同じレジリエンスのトレーニングを日本の小学生に対して行なったら，同じような結果が出た。このトレーニングは日英，両国の小学生にとって有効だとわかる」。そうなれば，

🖋 For the write reason：シャレが入っているタイトルです。"For the right reason" で「正当な理由のために」という意味のイディオムですが，同じ発音の "right" を "write" と書いています。タイトルが目を引くものだったので読んでしまいました。

🖋 レジリエンス：「弾力性」と訳されますが，メンタルヘルスの領域では，困難やストレス，逆境などに直面したときに，それにうまく対処し，立ち直っていく力のことを指します。

次はトレーニングのどの部分がどの程度作用しているのかを調べ，日英で比較することもできます。このようにより踏み込んだ研究が可能になるのです。

また，出版をすることによって，**世界中の研究者が自分たちの研究をさらに良いものにすることができます。**論文の「メソッド」の部分では，研究がどのように行なわれたかを再現可能なように記述する必要がありますが，その情報をもとに日英以外の国で同じような研究を計画したり，研究方法を改善することもできます。たとえば，別の論文では「このレジリエンストレーニングの効果を特定の尺度を使って計測しているが，その尺度が小学生にとってよく理解されているかはわかっていない。だから，数字の回答選択肢だけではなく絵文字を追加しよう」などと改善を試みることもできます。また論文の「ディスカッション」の後半部分では，その研究の欠点（リミテーション）を書く必要があります。そこに修正できるような欠点があれば，新たな研究ではそれを修正して実施することもできます。これらの改善や修正は，先行論文が出版されていることで可能になります。

また出版物（そのタイトルだけでも）がネット上で公開されていることによって**共同研究も効率化されます。**あなたのことを知らない人が，特定のテーマについて調べるとあなたの数々の論文に行き当たり，その人から次の研究を一緒にしないかと連絡がくる，というような可能性もあります。出版することであなたがどのような研究者かがわかります。「はじめに」でも述べましたが，ある意味，あなたの名刺代わりになるのです。

論文は研究者だけではなく，**現場で働くプラクティショナー，患者や研究の対象グループにも役に立ちます**（研究もプラクティスも，困っている人たちのためにあることを考えると当然のことですが）。たとえば，イギリスの大学生（授業に出られる程度の精神状態である学生たち）に対して，シンプルな1分間の深呼吸エクササイズがメンタルヘルスに良いという論文があり，エクササイズの悪影響はなく，この単純なエクササイズを導入するのに特別なスキルはいらないと報告されていたとします。すると大学の講師はこれを自分の授業の前に導入して，自分の学生たちのメンタルヘルスをサポートすることができます。またこの論文を読んだ学生自身も自分で深呼吸エクササイズを行ない，自身の心をサポートすることができます。

イギリスの哲学者，フランシス・ベーコンが「**知識は力なり**」という言葉を残しましたが，出版により知識を公開することで，さまざまな影響をもたらすことができます。研究の世界では，研究が特定の分野，社会，政策，または産業に与える影響や貢献のことを「**インパクト**」という言葉で表現します。国際誌の評価指標の一つとして「インパクトファクター」という指標がありますが，これもその国際誌から出版される論文が平均してどれだけ引用されるかという数字であり，論文の影響を示唆するものとなっています。したがって，**論文を書く際にはインパクトを受けるであろう人たちを思い浮かべながら書くとより良いものになります**。提出予定の国際誌はどのような人に読まれているのだろうか。また可能であれば，どの国に読者が多いのかといった情報を知り，論文の中で的確にメッセージを伝えることで，より編集チームが求めるような論文になります。たとえば，ある学術誌が心理療法士や心理士によく読まれており，特に，フィリピン，タイといった東南アジアで働く人たちに読まれているとします。そうであれば，たとえば，研究発見を論じるディスカッションの部分で，今回の発見が国際的な読者，特にフィリピンやタイの心理療法士や心理士にどう役に立つのかを述べることもできます。**インパクト，つまり「誰がなぜ読むのか」を意識**することは非常に大切です。

　また主観的なことを言うと，出版によって自分の努力が身を結んだ**達成感**だったり充実感があります。また研究や教育面でのキャリアを考える人にとっては，**履歴書に書けるアイテム**が増えたことになります。**出版物の力は大きい**です。私の知り合いで，イギリスで博士課程に進みたいと考えていた人がいましたが，彼は論文出版の経験があったので，博士課程に採用され，かつ授業料も免除されていました。多くのイギリスの大学ではイギリス外の学生は，3〜4倍の授業料を払わなければなりません。たとえば，毎年変わりますが，メンタルヘルス分野の授業料はだいたいイギリスとEUの学生が年間5,000ポンド（2024年10月のレートで約97万円），それ以外の国からの学生は年間20,000ポンド（同じく約390万円）です（Student fees and finance ➡QR）。たいていの場合，修士号を取ったばかりの人は，論文出版の経験などないので，そこで出版論文があると大きな差をつけることになります。

表 1-1　イギリス政府が研究のために寄付した大学トップ 10 とその額（2023-2024）（UK Research and Innovation, 2023）

順位	大学	金額（英ポンド）
1	オックスフォード大学	88,053,015
2	ユニヴァーシティ・カレッジ・ロンドン	83,175,593
3	ケンブリッジ大学	80,008,603
4	マンチェスター大学	54,920,878
5	インペリアル・カレッジ・ロンドン	52,223,693
6	キングズカレッジロンドン	46,031,722
7	ブリストル大学	39,721,177
8	ノッティンガム大学	38,176,054
9	リーズ大学	37,775,322
10	シェフィールド大学	35,755,210

　アカデミックな世界で就職を考えている人にも大きなメリットです。研究者，講師，教授などいろいろな仕事がありますが，そこでもやはりどれだけの質と量の論文があるのかは大事なポイントです。質の高い出版論文，またそれらが数多くあることは大学や研究所にとって大きなメリットになるからです。たとえば，**イギリスでは REF（Research Excellence Framework）といって各大学の研究成果を評価する試み**があります。2014 年に始まり，第 2 回が 2021 年に実施されたばかりと，比較的新しいものなので，まだまだ毎回変更をしながら実施されているのですが，REF がなぜ大事かというと，この計測によって政府から大学に入る支援金が決まるからです（☞ 表 1-1）。研究の道で，特にイギリスでは競争が激しい環境になればなるほど，問われるのが，あなたの研究がいくらのお金をもたらすか，という点です。ですので，REF で最高評価を得られる論文の出版と大きなグラント☞を得ることができれば，良いキャリアとみなされます。

　日本においては，文部科学省の報告によると，**日本の国際誌論文の成果は低下しています**（文部科学省，2022 →QR）。主要国間における自然科学の論文数では 2 位から 4 位へと，被引用数の高い論文の数では 4 位から 10 位へと低下しています。より多くの，

☞ グラント：主に研究費のことを指します。大学や研究所で研究活動を支援するために政府機関や民間財団から提供される資金です。

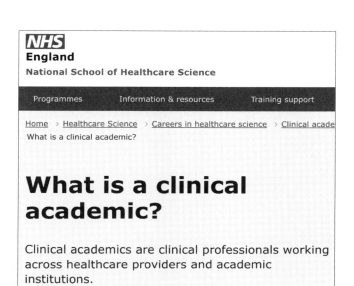

図 1-1　クリニカル・アカデミックを説明するイギリス国民健康サービス（NHS）のサイト（National School of Healthcare Science, 2024）

そして質の高い論文の出版が，プロの研究者や大学教員から求められています。このような状況で，他の研究者や教員と差別化を図る方法の一つは，国際誌で論文を出版することです。国際誌で論文を出版できる研究者や教員は研究所や大学にとってより貴重な存在となります。

また近年，クリニカル・アカデミック（National School of Healthcare Science, 2024 ; ☞図 1-1, (→QR)）といって，週のうち数日間を病院や診療所で過ごし，残りを大学で研究者や教員として過ごす職業の必要性も持ち上がっています。私が属する研
究所でも何名かそういったスタッフがいます。論文を出版することは，クリニカル・アカデミックになりたい人にとっても有効ですし，現在クリニカル・アカデミックで，さらにキャリアアップしたい人にも有効でしょう。

これら以外にもメリットはあると思いますが（例：コンサルタント業界やスポーツ医学会での就職），よくある一般的なものとしては上述のようなことがあげられると思います。

論文を出版するメリットについて私の場合，最初に論文を出版できたのが2017年でした。2013年にイギリスで通常の博士課程を履修するために当時いたアメリカからダービー大学へと渡英しましたが，イギリスに来た最初の月に私のスーパーバイザーが大学を退職されました（なんでやねん！汗）。代わりの教員陣で私のテーマを教えることができる人がおらず，1年間ほど待機するかたちになりました。その間に，ぼんやりとですが，時間がかかるかもしれないが論文出版による博士号（PhD by publication）を狙おうと決めました。論文による博士号など，イギリスに来るまでは知りもしませんでしたが，ある特定のテーマについて，10件ほどの国際誌の論文を合わせると博士号として認められると聞き，その後，大学の規定や書籍（"PhD by Published Work: A Practical Guide for Success" Smith, 2015 →QR など)を読み，論文による博士号を狙うことにしました。費用も，通常の博士号であれば，20,000ポンドを3年間で60,000ポンド（2024年10月のレートで約1,170万円以上）するところが，論文による博士号で，かつ論文が出版されてからプログラムに登録をすれば，1年間の費用だけですみました。また，イギリスに3年以上住んでいれば，日本国籍者でもイギリス人と同じ費用，つまり5,000ポンド（100万円ほど）だけですむこともあり（「だけ」と言ってもかなりの額ですが，それでも1,170万円と比べると安いですよね），そのほうがいいなと思いました。さらに追い風となったのが，2014年に当大学のオンライン学部で心理療法プログラムのプログラム長の仕事をいただいたことでした。ありがたいことにフルタイムで終身雇用でした。通常このような仕事は，博士号を取ってからなのですが，幸いなことに博士号を取る前にそのような仕事をいただいたため，当分は業務内容である学生の教育や，教員チームのマネジメント，また，新たな教育プログラムの作成に集中をしていました。

　仕事に余裕ができ始めた2016年くらいでしょうか，また論文を書いてみたいという思いが強くなってきました。ちょうど大学も2015年夏に学長が変わり，リサーチに力を入れようという空気が強くなってきた頃でした。そしてなんとか（幾多のリジェクトののち），2017年に2本ほど出版をし，翌年さらに自分が筆頭著者である論文を積み重ねて，2018年の暮れには，論文による博

士号にトライできる本数になっていました。

　何本あれば論文による博士号にトライできる範疇なのか，については，大学によって大きく異なります。たとえば，ドイツやオランダの大学の研究者とも研究をしますが，彼らの大学（非常に良い大学です）では３本だったり５本だったりします。もちろんそれらの論文の関係性であったり，質もあると思いますが，国や大学によって大きく異なります。また，論文による博士号はそれほど一般的ではないルートであるため，その指導に慣れていない大学は慎重になり，必要以上の本数を求めることがあると思います。

　しかしながら，私の場合，論文を出版しないことには博士号が取れないとわかっていたので，出版に関するノウハウや情報を幅広く集めました。そして，2019年以降，飛躍的に出版数を伸ばし，博士号を取得する2021年には年間で40本ほどを出版するようになっていました。頻繁に出版をしていたことで，ラジオやテレビインタビュー，カンファレンス☜のキーノートスピーカー☜として招待されるようになりました。そうした積み重ねのおかげで，博士号を取得して半年足らずで当時の大学よりもはるかにリサーチ力のある大学の准教授職（現職）をいただくことができました。博士号取得から半年で終身雇用の准教授の仕事をいただくというのは非常に稀だと思いますが，このような結果が得られたのも，圧倒的な論文の実績があったからだと思います。

　現職においても論文出版は大事な業務の一つです。また，私の出版の指導を受けたいという人たちが多く集まったので，論文の指導をするグループ☜を作りました。ここでは多くの医療従事者や教育者，ビジネスコンサルタントの方々が世界16か国から参加しており，ここから多くの論文を出版しています。そして，多くのメンバーが自分が入りたい教育プログラムに入学できたり，アカデミックな仕事を得られたりしています。

　つまり，論文出版が学位取得やキャリア形成に大きく影響し，また他の研究者の学位取得やキャリア形成にも役立っているということです。国際誌出版と

☞ カンファレンス：学会や会議のこと。特に学術分野では研究者や専門家が一堂に会して研究成果を発表し，議論する場。
☞ キーノートスピーカー：カンファレンスにおいて，大事な発表（基調講演など）を任される人のこと。
☞ 論文の指導をするグループ：第14章-⓫「出版グループ「REACH」の紹介」で述べています。

第1章　国際誌で論文を出版するとはどういうことか？　　009

いうものに出合えて本当に良かったと感謝しています。

2 なぜ国際誌で論文を出版することが難しいのか？

　国際誌で論文を出版すると，世界の人から見られるかたちでその分野の知識に貢献したことになります。もちろん大学のカリキュラムなどで論文を書くことはありますが，カリキュラムでの提出物は公開されないことがほとんどなので，それではその分野の知識に直接的に貢献したことにはなりません。カリキュラムで書いた内容であれ，カリキュラム外で書いたものであれ，それがその分野の発展に貢献できる知識なのであれば，出版というかたちで世に貢献すべきでしょう。国際誌には，「論文処理料（Article Processing Charge：APC）」を必要とするものもありますが，無料で論文処理をしてくれるものがほとんどです。その論文がアクセプト（受理）されて，出版するとなったときに，論文のすべてを無料で掲載する「オープンアクセス」はより稀ですが，最低限，論文の抄録（アブストラクト）を一般公開してくれる国際誌がほとんどです。ですので，論文処理料の予算がなくても，多くの学術誌で出版することは可能です。

　しかし，一般的に国際誌に論文を出してアクセプトされることは難しいと考えられています。もちろんこれはどの国際誌に出すかによって大きく異なってきます。メンタルヘルスの分野でいえば，世界トップクラスの学術誌（世界トップジャーナル），"*World Psychiatry*" や "*The Lancet Psychiatry*" などといった学術誌でしたら，アクセプトの確率は非常に低いでしょう。学術誌の出版グループであるエルスヴィアによると，アクセプトの確率は平均して32％だそうです（Elsevier, 2022 →QR）。そして，アクセプトの確率の範囲は，1％〜93％と大変ばらつきがあるということでした。"*The Lancet Psychiatry*" はエルスヴィアから出ているので，おそらく1％程度なのでしょう。

　したがって，平均的な（つまりそれほど上位にランクされない）学術誌に提出しても，成功率は3割程度だということです。失敗することのほうが圧倒的に多いのです。学術誌の編集室側からすると，限られたスペースの中で，ど

れだけ読者の役に立つ情報を提供できるか慎重に選択したいので，このような数字になるのでしょう。学術誌としては，良い論文を出して，そこから多くの購読者を獲得したいと考えています。**学術誌産業は非常に潤った産業で，世界的に見て 19 billion 米ドル，つまり，2.9 兆円**（2024年 10 月のレートで）**の産業**だそうです（Hagve, 2020 ➡QR）。
この規模は音楽業界と映画業界の間にランクされるほどの大きさで，中でもトップ 5 の学術誌出版社であるエルスヴィア，ワイリー・ブラックウェル，テイラー＆フランシス，シュプリンガー・ネイチャー（ずっと「スプリンガー」と言っていましたが，「シュ」なんですね），SAGE（これは「セイジ」と発音します）が 50％以上のマーケットを支配しているそうです。トップは 3,000 以上の学術誌を扱うエルスヴィアで，マーケットの 16％を占めており，利益率はおよそ 40％と驚異の高さであり，これは Google，Microsoft，コカ・コーラといった企業よりも高く，今後さらに高くなる見込みだそうです（Page, 2019 ➡QR）。

　学術誌の編集チームはたいていの場合，一番最初に事務スタッフが論文提出にともない明記されるべき内容がきちんと記載されているか，論文が求めているフォーマットで提出されているかをチェックします。ここで，学術誌が求めるフォーマットで書かれていなかったり，明記する項目が揃っていないと，事務スタッフから連絡が来て，修正だったり，説明をするように求められます。この事務的なチェックをクリアすると，提出された論文にその分野の専門知識がある編集者が割り当てられ，その人がまずは最初の判断をします。ここではその論文の内容が，自分たちの学術誌のテーマと合致するものか，とか，論文の質として，この学術誌にふさわしいかを判断します。その段階で不適切だと判断されれば，著者はその段階でリジェクトの連絡を受けます。この間は，だいたい提出してから 2 週間くらいです。しかし，担当の編集者がそのような判断をしなければ，査読者を募集します。一般的な研究論文であれば，最低 2 人の査読者がつくことが多いです。2 人の査読者がそれぞれ論文を評価し，論文がその学術誌にふさわしいかを判断します。**査読結果はたいていの場合，4 つあります**。リジェクト（却下），メジャーレビジョン（要・大規模修正），マイナーレビジョン（要・小規模修正），そして，アクセプト（受理）です。最初

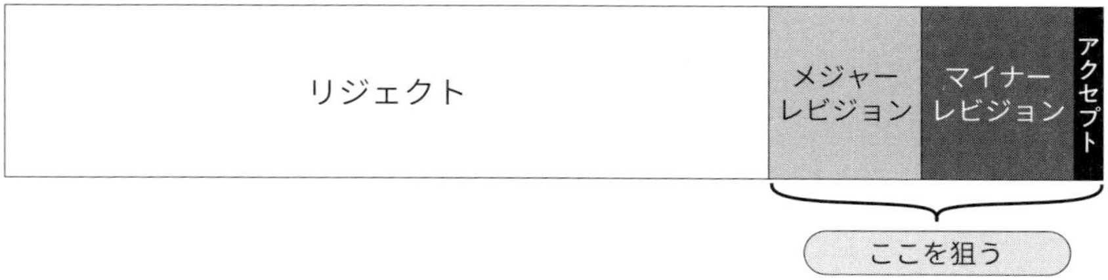

リジェクト	メジャー レビジョン	マイナー レビジョン	アクセプト

ここを狙う

☞ 平均的な学術誌でも7割はリジェクトされます。残りの3割を狙います。また「リジェクト」の中にも，論文のテーマが学術誌に合わなかったり，論文の質があまりにもその学術誌にふさわしくない場合は「デスクベース・リジェクション」といって，編集者の独断で（査読者に回らず）リジェクトされます（つまり「即アウト！」です）。この場合，たいてい2週間くらいで連絡が来ます。

図1-2　査読結果の比率

の提出で「アクセプト」つまり，何の修正もせずに研究論文がそのまま出版となることは非常に稀です。30％の成功率である学術誌であったとしても，一発で「アクセプト」となるのは，おそらく1％くらいでしょう（☞図1-2）。ですので，現実的な心構えとしては，修正要求をされる残りの29％を狙っての提出となります。

　そして，修正要求の結果が出たら（少し喜びましょう），査読者や編集者のコメントを考慮しながら修正をすることになります。このプロセスを2，3回（場合によってはもっと）踏んで，アクセプトとなります。修正要求の段階では，良い判断をしてもらってはいるものの，まだリジェクトされる可能性があるので，慎重に丁寧に（感情的にならずに）修正コメントに対処しましょう。

　時間としては（これも学術誌や時期によって変わりますが），最初の提出から第一結果を聞くまでが3か月。メジャーレビジョンであれば3か月ほど，マイナーレビジョンであれば1か月ほど修正するための時間が与えられます。そして，修正した論文と，どのように修正したのかを示すレスポンスレターを提出。そこから，また1～2か月待って，第二結果が届きます。そのプロセスがアクセプトされるまで続きます。もしリジェクトされたのであれば，このプロセスを新たな提出先（学術誌）で一から再スタートすることとなります。

　ですので，最初に提出した学術誌に完全にアクセプトされたとしても，時間的には10か月ほどかかることになります。図は一例ではありますが，時間の

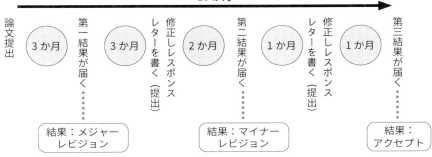

図 1-3　論文が受理されるまでの流れの一例（合計 10 か月）

流れとしてはこのような感覚をもっていると実践的です（☞図 1-3）。
　ちなみに先ほど世界トップジャーナルの話をしましたが，そうしたランキングの一つとして「スキマゴ・ジャーナル＆カントリーランキング」があります（Scimago Lab, 2024 →QR）。ここで"Psychiatry and Mental Health"を選択すると精神医学やメンタルヘルスの分野のランキングを見ることができます（☞図 1-4）。

　さて，国際誌で出版することが難しい理由はこれら以外にもあります。それは「編集者ガチャ」「査読者ガチャ」とでも言いましょうか，やはり人間が見るので，好き嫌いで判断されることは必ずあるということです。学術誌によっ

図 1-4　スキマゴ・ジャーナル＆カントリーランキング（Scimago Lab, 2024）

ては，避けたい査読者を聞いてくれることもありますが，そこで数名をあげたとしても，世界にはたくさんの査読者がいますから，この可能性は無くすことは不可能です。そもそも好き嫌いの判断とならないために複数人が判断をする仕組みにはなっていますが，総合評価となったときに低い評価をする人が一人でもいると，アクセプトの可能性は大きく下がります。特に**一番決定力をもつのは編集者**なので，編集者によく思ってもらわないとアクセプトとはなりません。ですので，どれだけ的外れなことを言われても，印象をマネジメントしないといけません。基本的にそれぞれのコメントに対して，感謝や理解を示し，妥当な修正を加えていきましょう。

私が指導する研究者にも，自分が精一杯，時間をかけて書いた箇所が，ひどく否定をされたケースがありました。しかも査読者のコメントを読むと，明らかに査読者は論文をきちんと読んでいないことがうかがえました。彼女は憤慨して，非常に好戦的なレスポンスレターを書きましたが，そこは一呼吸置いてもらって，より**協調的で論理的な**ニュアンスに書き替えてもらいました。提出3日後にアクセプトされました。

またいくらひどいことを言われても，レスポンスや修正箇所はそれほど大きくないことが多々あります。お礼をして，理解を示して，一文ほど修正する，これだけでよい場合も多々ある，ということです。恥，怒り，悲しさ，情けなさ，劣等感などなど，いろいろな感情が出てくるかもしれませんが，一旦，間を置いたり，深呼吸をして，冷静に書いていきましょう。間を置きたい場合には，カラオケに行ったり，楽器を弾いたり，散歩をしたり，ジムに行ったり，自然と触れ合うのがよいでしょう。音楽，運動，そして，自然との触れ合いは多くの研究でメンタルヘルスに良いと報告され，また副次的な影響としてネガティブなものが報告されていない分野です。つまり，ストレスを減らしてくれる可能性が高く，副作用も非常に少ない行動だと言えます。積極的に行なうとよいと思います。

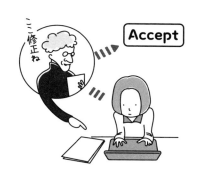

学術誌とのつきあい方については後述

しますが，難しくなる要因の一つとして，「理不尽な批判」があります。批判の多くは，建設的であり，論文をよくするためのものですが，たまに「何を言っているんだ」と思うような批判もあります。そこでいちいち戦いを仕掛けに行かないことが大事です。指摘された点を，指摘の通り修正するにせよしないにせよ，友好的な雰囲気は維持するようにしましょう。また多くの場合，大事なのは論文がアクセプトされることです。不要な戦いを挑んで勝ったとしても，それでアクセプトのタイミングが遅れたり，リジェクトされてしまえば，意味がありません。ほしい結果は何かを意識することも有効です。

　「批判を冷静に受け取り，論文の改善に使う」これは研究者としては非常に大切な態度です。アカデミアの世界でより競争が激しい環境に行こうとすると，批判に対処する，また批判を活用するスキルが必須になります。私もさまざまなレベルの研究者と仕事をさせていただきましたが，優秀な研究者ほどこのようなスキルが高いと思います。**彼らは「いかにして質の高い作品を作るのか」に強い焦点が当たっています。**世間体や変なプライドにはあまり関心がありません。逆にレベルが高くない研究者は，自分のエゴを満たしたいとか，特定のフィードバックだけを期待しているケースが多いです。もちろんすべての批判を何でもかんでも聞き入れろと言っているのではありません。批判の中でも有用なものと，そうではないものを判断する必要があるのです。そして，そうした「痛い声」に目を背けずに，幅広い意見に触れ，それを論文の改善に使うことが大事です。これについては次節でまた考えましょう。

　最後に，出版を難しくする要素に「組織内政治」があります。あなたがその論文を提出すると，自分の立場が弱くなると思っているような組織内の人が，全力であなたの出版を邪魔しようとするのです。私の経験でお話しすると，こうした動きは研究力の乏しい組織のほうがより起きると思います。いろいろと対処法はあると思いますが，たとえば，その人にその研究の話をしない，その人の上司にその研究の大事さを理解してもらう，その研究の理解者をグループ内に増やす，といったものがあると思います。余力があれば，その人を巻き込んだ企画を提案し，そこで注意をそらすといった作戦もあります。あなたの研究であり，あなたのキャリアであるので，自分ができることをして，また周りに助けを求めるところは求めて，組織内政治に打ち勝ちましょう。必要であれ

第1章　国際誌で論文を出版するとはどういうことか？　015

ば，他の組織に移ることもありでしょう。

3 批判やリジェクトをされ続けても進むには？

したがって，アカデミア（他の業界にも当てはまると思います）では，**批判やリジェクトをされ続けても，そこから良いものを取り入れ進んでいくことが大事なスキル**となります。私も論文の出版に挑戦し始めた頃は批判だったり，リジェクトされることで凹むことは多々ありました。特に最初の論文がアクセプトされるまでには幾多のリジェクトや否定的なコメントがあり，「自分には出版の才能はない」「自分のような者がすることではない」と思うこともありました。

しかしながら，優れた教授や先輩研究者の話を聞いていくと，**批判やリジェクトというのはごく当たり前のことなのだ**と理解することができました。そして，優れた研究者ほどそうしたことを隠さずにオープンに話してくれる傾向があると気づきました（もちろん彼らも隠したいことは隠しているでしょうが）。彼らがネガティブな体験を共有できるほど大きな心の持ち主だから優れた結果を出せているのか，逆に，彼らが優れている研究者だから，つまり，強力なステータスがあるから，ネガティブな体験を共有できるのかはわかりませんが（どちらの場合もあるでしょう），彼らの話を聞いて，ごく当たり前のことなんだと学べたことは大きな収穫でした。

また現在，100億円規模の研究費を狙うチームでプロジェクトをしていますが，批判に対して非常にウェルカムな空気があります。ここでの雰囲気も最初はカルチャーショックでしたが，これは結果に焦点を当てている証拠だと思います。大規模な研究費の選考委員会には，各分野で超一流の人が集まります。**非常に競争の激しい研究者の中からベストを選ぶ選考では，厳に批判的な目で見てかかっても，悪い評価ができないような企画書が通ります。**そこを最終的にクリアできないと長い間かけて作った企画書も水の泡となってしまいます。そのためには，厳しい選考委員と同じような基準で企画書を作成する必要があります。チームのあの人が書いているから大丈夫だろう，とか，あの人には悪

いことは言えない，というような（日本ではポジティブに取られることが多い）遠慮をしていると，企画書を改善できるアイデアがあっても，それを言わずじまいになってしまいます。論文の査読者にも同じことが言えます。最初から否定的な見方をしても，リジェクトできないような完成された論文が世界トップレベルの学術誌でアクセプトされます。その基準で論文を準備しているチームは，確率高くそのような学術誌で論文を出版します。

　したがって批判やリジェクトを受けたら，何か改善のためのヒントがあるかもしれないと思うことが大事です。神経言語プログラミング（NLP）という心理言語学的な介入方法がありますが，このフレームワークの中で「**失敗はない，あるのはフィードバックのみだ**」という考え方があります。批判やリジェクトに対しては，このような考え方が非常に有効です。あなたの現在の位置があり，求める結果や状態がある（トップジャーナルでの出版など）。その間にある距離をいかに縮めていくかが大事であり，その距離を縮めるヒントをくれるのが批判でありリジェクトです。批判やリジェクトを受けたら，そこから何が学べるだろうか，改善に使えるだろうかと考えてみてください。長い目で考えると，目の前の結果よりも，研究者として実力をつけることのほうが大切です。目の前の提出物の勝ち負けよりも，研究者として成長できたかどうかが大事な問いかけとなります。本田圭佑さんが「**成功にとらわれるな，成長にとらわれろ**」と仰っていましたが，論文出版にも当てはまると思います。

　提出したら**自分と論文を切り離す**ことも大事です。気持ちを込めて書いた論文ほど，そうすることが難しいでしょうが，これは非常に有効です。私の博士課程の課題の一つは，自分の出版論文を事実ベースで論理的に否定する，ということでした。これはとても良いトレーニングになりました。それらの論文の中には短期間でたくさ

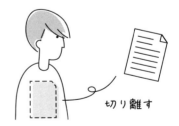

切り離す

☞ 神経言語プログラミング（Neuro-Linguistic Programming: NLP）：1970年代にリチャード・バンドラーとジョン・グリンダーによって開発された心理療法およびコミュニケーションの技術。五感情報（神経），言葉（言語），行動（プログラミング）の相互作用に基づいており，人間の行動やコミュニケーションをより効果的に理解し，改善するためのアプローチです。

ん引用されているものや，競争率の高い学術誌から出版されているものもありましたが，それらを大胆に批判していくことで，実際に以降の論文でさらに質の高いものが書けるヒントをたくさん得ました。自分と論文を切り離し，論文を論理的に批判する。このような練習も役に立つと思います。

アカデミアで成果を上げるためには，**批判やリジェクトを受けるという経験値を高めていくことが実はすごく大事**です。しかしながら，研究者のトレーニングを見ると，知識だとかソフトウェアスキルに重きが置かれています。精神的なスキルを教えるトレーニングももっと導入すべきだと思います。たとえば，柔道を習う際に，最初に練習するのはかっこいい投げ技だとか，勝利を確保するための抑え込みではありません。**最初に習うのは受け身**です。これはすごく大事だと思います。つまり，**いかに上手に負けるか**。そして，そうすることで**大怪我を避ける**のです。これを学んでから，他の技（スキル）を学んでいきます。論文出版においても同じようなトレーニング形式が必要だと思います。心の受け身の練習をしていれば，高ストレスやバーンアウトといった状況を避けることができるかもしれません。

では具体的には何ができるのか？　もちろん，上述の心構えであるとか，考え方を実践して，それで十分だという人もいるでしょう。また，自分の書いた論文を批判していく練習をすることもできるでしょう。これ以外にできることとしては，たとえばある研究チームでは「フェスティバル・オブ・リジェクションズ（Festival of Rejections）」といって，リジェクション祭りとでも言いましょうか，メンバーが経験した批判やリジェクトをチーム内でオープンにシェアするという実践がなされています。これには新人研究者から，超ベテランの研究者までいろいろな人が参加します。特にネームバリューの高い教授が先頭に立って，このような共有を行なうと，チーム内の批判やリジェクトに対する文化が変わります。またそのほかには表を作って，批判やリジェクトがあったら，それを記録していくことも有効です。記録をつけていくことで，どのような批判が自分が処理するのが下手なのか，だとか，どのような批判を自分は最も役立つと感じるのか，最も面白かった批判は何かなど，いろいろと気づきになります。自分が目標とする結果を出すために何が役に立つか，それぞれの練習や心構えを実践して行なってみてください。

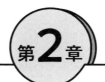

論文には一般的に何が含まれるのか？またそれらの機能は？

 一言で「論文出版」といっても，数多くの論文の種類があります。また，提出するジャーナルによって受け入れる論文の種類もバラバラです。ここで，一般的に論文にはどのようなパーツがあって，それぞれどのような機能をもつのかを理解しておきましょう。「一般的」ですので，すべてを網羅しませんが，多くの場合に当てはまるかたちです。これを理解することで，他の人の論文を読むとき，迷うことなく効率的に情報を収集することができます。「どう書くかを学びたいのに…」と思う人もいるかもしれませんが，ここではまず「論文ってどう読むのか」を理解しましょう。遠回りに思えるかもしれませんが，これは書く際に非常に大事になってきます。

 多くのジャーナルで受け入れられる種類の論文として，「原著論文」というものがあります。これは英語では"Articles"，"Research Articles"，"Regular Articles"，"Evaluation Articles"などといった言葉で表わされます。「原著論文」とは一般的に何らかのデータを収集して，それを分析し，何かを説いたものです。

 原著論文の構成を表わす言葉として「イムラッド（IMRaD）」という言葉が使われます。これは，論文の主要部分である Introduction, Methods, Results, and Discussion の頭文字を表わしています。

論文の主要構成要素：IMRaD

● Introduction（イントロダクション）

● **Methods（メソッド）**

☞ 英語では複数形ですが，日本語で話すときは単数形で話すことが多いので「メソッズ」ではなく「メソッド」としています。以下同様。

● **Results（リザルト）**

● **Discussion（ディスカッション）**

　この4つが原著論文で大事な部分です。しかし，多くの場合，これだけではありません。この他にも次のような部分があります。

IMRaD 以外の論文の構成要素

● **Title（タイトル）**

● **Abstract（アブストラクト）**

● **Keywords（キーワード）**

● **References（リファレンス）**

　こちらの4つの要素は，頭文字を取って "TAKeR（taker = 受取役）" とここでは呼びましょう。一般的に最初の4つの要素ほど重視されることはないかもしれませんが，読み手として論文をフルで理解し，また楽しむためにはどういったパーツなのかを理解する必要があります。したがって，論文を書いたことがなかったり，それほど読んだこともない人は，大きな枠として，「論文の中には4つの部分があって，その周りにさらに4つの部分があるんだな」と理解してください。この章ではこれら8つの要素についてそれぞれ，「どのようなパーツなのか」「どのような機能をなすのか」を中心に見ていきましょう。論文を実際に書く際には違う順番をお勧めしますが（後述），ここでは読み手の視点から，論文に現われる順番にご紹介します。なお，章末にワークシートをもうけています。このワークシートはあなたが読みたいと思う論文を手にとって，それぞれの部分がどのような機能を果たしているかを理解するためのものです。

1 タイトル

　まずはタイトル，つまり論文の題名です。論文の第一印象を決める大事な部分です。では良いタイトルとはどういったものでしょうか？　たとえば，本書にもタイトルがあり，あなたはここまで読んでいただいたわけですが，本書のタイトルの何があなたを引きつけたでしょうか？　あなたならどのように改善するでしょうか？　少し考えてみてください。

　では，実際の論文を見てみましょう（図 2-1）。枠で囲んだ"Assessing Diversity and Inclusivity is the Next Frontier in Mental Health Recovery

図 2-1　論文のタイトル

第 2 章　論文には一般的に何が含まれるのか？　またそれらの機能は？　　021

Narrative Research and Practice（ダイバシティとインクルーシビティの計測は，メンタルヘルスリカバリーの物語研究と実践における次のフロンティアである）"がタイトルです。

メンタルヘルスの分野でトップレベルのジャーナルである"*The Lancet Psychiatry*（ランセット・精神医学）"の編集長，ジョアン・マーシュ（Joan Marsh）氏は「**客観的であり，研究方法がわかるタイトル**」が良いタイトルだと定義しています（2023年11月16日，当研究所での講義より）。また，トゥル（Tullu, 2019）の論文では「研究を説明してくれて，直接的で，正確で，適切で，興味深く，簡潔で，的確で，ユニークで，かつ誤解を招かないもの」だと述べられています。2020年にネイチャーインデックスに出版されたタイ（Tay, 2020）のオンライン記事☞では，専門用語を避け，検索で見つかりやすく☞，データに裏づけられていて，読み手の好奇心を刺激するものだと述べられています。

それぞれ非常に大事なポイントだと思います。これらのポイントをまとめると，**パッと見ただけで，どのような研究か，どんな手法を使っているのかが何となくイメージでき**，かつ，**面白そうだと思ってもらえる**ことが大事だと言えます。ですので，ある論文のタイトルを見て，興味がわかなかったり，自分が求めている情報とは違うと感じたら，その論文がターゲットとしているグループに自分は含まれていない可能性があります。それはそれで貴重な情報です。幾多とある論文の中から，自分の求めている情報を提供してくれそうにない論文や，単純に興味がわかないような論文を読む時間が省けます。

2021年に出版された"*Nature Human Behaviour*"のエディトリアル（編集長やゲストエディタ等が書くエッセイ），"Why the title of your paper matters（なぜタイトルが大事なのか）"（**Nature Human Behaviour, 2021** ➡QR）では，「忙しい科学者は多くの場合タイトルしか読まない」と大胆なコメントをしています。それだけに少ない**言葉で大事な**

☞ タイ（Tay, 2020）のオンライン記事：サブタイトルが「読まれない科学は失われた科学だ」と非常にキャッチー，つまり目を引くものとなっています。

☞ 検索で見つかりやすい：「ディスカバラビリティ」。詳しくは本章-**3**「キーワード」を参照。

ことを伝えなければならないのです。自分が読み手として良いと思うタイトルがあれば，ぜひメモをしておきましょう。

> ☑ **タイトルのチェックポイント**
>
> ☐ 研究のメインポイントを述べているか？
> ☐ 研究方法がわかるか？
> ☐ 興味を引くものか？

　これらはタイトルの大事なポイントです。最初の「メインポイント」は研究でわかった大事な点などのことですが，字数制限で詳細は書けないでしょう。それでも対象グループであったり，介入方法など，研究の核となる情報を書いていればタイトルとしては機能するでしょう。
　では，たとえば次のようなタイトルはどうでしょうか？

例

"Qualitative evaluation of a caring letters suicide prevention intervention for the veterans crisis line"（Landes et al., 2023 →QR）

訳
「退役軍人クライシス・ラインにおける労りの手紙による自殺予防介入の質的評価」

　"Qualitative evaluation（質的評価）"の部分で研究方法を示しています。興味を引くかどうかについては主観的になりますが，介入方法 "caring letters suicide prevention intervention（労りの手紙による自殺予防介入）" は非常に面白いなと思いました。労りの言葉をもらうと，「生きていても意味がない」と自殺をしようと思っていた人も，思いとどまるかもしれませんよね。ぜひ，結果が知りたいと思いました。その意味で「面白い」と感じました。ただタイトルとして，研究のメインポイントに関してもう少しわかる言葉があってもいいかなと思います。ジャーナルの字数制限もあるでしょうが，もし字数に余裕があれば，たとえば，発見したことが強みと弱みであれば，"strengths and weaknesses" などをつけることもできます。つまり，質的評価で何を評価し

たかがわかる言葉をつけるとよいかと感じました。また，誰が対象者で，どのような介入かという大事な点は述べられているのでそこはよいでしょう。

次の例はどうでしょうか。

> **例**
>
> "Implementing mental health support teams in schools and colleges: the perspectives of programme implementers and service providers"（Ellins et al., 2023 →QR）
>
> **訳**
> 「学校とカレッジにおけるメンタルヘルス支援チームの実施：プログラム実施者とサービス提供者の視点」

メインポイントについては，"the perspectives of programme implementers and service providers"つまり，「プログラムを導入したりサービスを提供する側の視点」が書かれていることがうかがえます。しかし，もうちょっと具体的なものもあってほしいところです（もちろん字数に余裕があれば，の話です）。しかしそれ以外の大事な点は述べられています。研究方法に関しては"perspectives（視点）"とあるし，"implementing（実装）"に関することなので，質的研究だと推測できます。内容的には大学や学校でのメンタルヘルス支援チームの導入なので，私の主観ですが，非常に興味を引くものです。学生や若い人たちのメンタルヘルスは大事ですので，彼らのメンタルヘルスにどうアプローチするのか，知りたいと思いました。

2 アブストラクト

アブストラクト（抄録）は論文を要約したものです（☞図2-2）。タイトルで第一印象を与えて，アブストラクトではエレベーターピッチに近いことを行ないます。これも提出する学術誌によって異なりますが，だいたい150〜

☞ エレベーターピッチ：第3章-**1**で詳述しています。

250 語で，7 〜 10 文くらいのボリュームです。ここでさらに面白いと思っても
らい，かつ研究的に強固であることを示す必要があります。論文を短時間で把
握する際には，タイトルとこのアブストラクトを読んで決めることが多いです。
たとえば，特定のテーマに関する研究結果を幅広く調べ上げて，まとめていく
システマティックレビューにおいては，まずはデータベースから見つけた論文
のタイトルとアブストラクトだけを見て関連する論文かどうかの大まかな判断
をしていきます。またアブストラクトは大事なポイントを集約しているので，
その論文をすべて読み終わった際に，要点を思い出すアンカー（記憶の想起）
情報としても機能します。実際に論文を書く際には，比較的最後のほうに書く
べきなのがこのアブストラクトです。

　図の枠で囲んだ部分がアブストラクトです。

JMIR MENTAL HEALTH　　　　　　　　　　　　　　　　　　　　　Kotera et al

Viewpoint

Assessing Diversity and Inclusivity is the Next Frontier in Mental Health Recovery Narrative Research and Practice

Yasuhiro Kotera[1], PhD; Stefan Rennick-Egglestone[1], PhD; Fiona Ng[1], PhD; Joy Llewellyn-Beardsley[1], MA; Yasmin

United Kingdom
Phone: 44 01158231294
Email: yasuhiro.kotera@nottingham.ac.uk

Abstract

Demand for digital health interventions is increasing in many countries. The use of recorded mental health recovery narratives in digital health interventions is becoming more widespread in clinical practice. Mental health recovery narratives are first-person lived experience accounts of recovery from mental health problems, including struggles and successes over time. Helpful impacts of recorded mental health recovery narratives include connectedness with the narrative and validation of experiences. Possible harms include feeling disconnected and excluded from others. Diverse narrative collections from many types of narrators and describing multiple ways to recover are important to maximize the opportunity for service users to benefit through connection and to minimize the likelihood of harm. Mental health clinicians need to know whether narrative collections are sufficiently diverse to recommend to service users. However, no method exists for assessing the diversity and inclusivity of existing or new narrative collections. We argue that assessing diversity and inclusivity is the next frontier in mental health recovery narrative research and practice. This is important, but methodologically and ethically complex. In this viewpoint, we propose and evaluate one diversity and two inclusivity assessment methods. The diversity assessment method involves use of the Simpson Diversity Index. The two inclusivity assessment methods are based on comparator demographic rates and arbitrary thresholds, respectively. These methods were applied to four narrative collections as a case study. Refinements are needed regarding a narrative assessment tool in terms of its practicality and cultural adaptation.

(JMIR Ment Health 2023;10:e44601)　doi: 10.2196/44601

KEYWORDS

recovery narrative; web-based mental health interventions; inclusivity; diversity; collective action; curation; mental health; digital health; telemedicine; clinical practice; narrative research; demographic

図 2-2　アブストラクト

　アブストラクトは，学術誌によっては "Structured Abstract（構造化抄録）"

といって特定の項目を明記して書いていくタイプと、そうではないタイプ（非構造化抄録）があります。メンタルヘルスの論文の提出先として、APA（American Psychological Association；アメリカ心理学会）が関わる学術誌を選ぶ人も多いと思いますが、APAのガイダンス"Abstract and Keywords Guide"（American Psychological Association, 2020 →QR）によると、アブストラクトでは次の点が大事だと述べられています。

アブストラクトで大事な点

- 研究の目的（背景情報となぜその研究が必要だったのか？）
- 参加者情報を含む研究方法
- 主要な発見
- 発見が何を意味しうるか
- 結論

構造化抄録であれ、非構造化抄録であれ、これら5点を踏まえているのが良いアブストラクトだと言えます。

各項目について詳細は後述しますが、読む場合においては以下がきちんと報告されているかをチェックしながら読みましょう。

☑ **アブストラクトのチェックポイント**

☐ この研究はなぜ必要か？
☐ どんな方法で研究がなされたのか？
☐ どんな人が参加者だったのか？
☐ 何を発見したか？
☐ 発見は何を意味するのか？

例として"A comparative study of the physiological and psychological effects of forest bathing (Shinrin-yoku) on working age people with and without

---

☞ working age people：国によって何歳から何歳までかの解釈が異なりますが、この研究では18〜60歳と記載されてありました。ここでは邦訳の際に「生産年齢」という言葉を使いました。日本で「生産年齢」というと15〜65歳未満までの人を指しますが、ここではアブストラクトの理解が主眼ですので、以下、この言葉で訳してあります。

depressive tendencies（うつ傾向のある生産年齢世代と，うつ傾向のない生産年齢世代における森林浴の生理的・心理的効果の比較研究）"（Furuyashiki et al., 2019）のアブストラクトを見てみましょう。

例

Background
In recent years, many of Japanese workers have complained of fatigue and stress, considering them as risk factors for depression. Studies have found that "forest bathing" (Shinrin-yoku) has positive physiological effects, such as blood pressure reduction, improvement of autonomic and immune functions, as well as psychological effects of alleviating depression and improving mental health. In this study, we investigate the physiological and psychological effects of "forest bathing" on people of a working age with and without depressive tendencies.

Methods
We conducted physiological measurements and psychological surveys before and after forest bathing with subjects who participated in day-long sessions of forest bathing, at a forest therapy base located in Hiroshima Prefecture. After excluding severely depressed individuals, the participants were classified into two groups: those with depressive tendencies ($5 \leq K6 \leq 12$) and those without depressive tendencies ($K6 < 5$) for comparative study. The evaluation indices measured were systolic blood pressure (SBP), diastolic blood pressure (DBP), pulse rate (PR), autonomic functions, and profile of mood states (POMS).

Results
Of the 155 participants, 37% had depressive tendencies, without any differences observed between males and females. All participants showed significant decrease in SBP, DBP, and in negative POMS items after a forest bathing session. Before the session, those with depressive tendencies scored significantly higher on the POMS negative items than those without depressive tendencies. After forest bathing, those with depressive tendencies demonstrated significantly greater improvement in many of POMS items than those without depressive tendencies, and many of them no longer differed between those with and without depressive tendencies.

Conclusions

Examining the physiological and psychological effects of a day-long session of forest bathing on a working age group demonstrated significant positive effects on mental health, especially in those with depressive tendencies.

訳

背景

近年，日本の労働者の多くが疲労やストレスを訴えているが，これはうつ病の危険因子（リスクファクター）と考えられている。「森林浴」には，血圧の降下，自律神経や免疫機能の改善などの生理的効果や，抑うつ状態の緩和やメンタルヘルスの改善などの心理的効果があることが明らかにされている。本研究では，うつ傾向の有無にかかわらず，生産年齢世代を対象に「森林浴」の生理的・心理的効果を検討した。

方法

広島県にある森林セラピーの拠点において，日帰りの森林浴の参加者を対象に，森林浴前後の生理測定と心理調査を行なった。重度のうつ病患者を除外し，うつ傾向のある群（$5 \leq K6 \leq 12$）とうつ傾向のない群（$K6 < 5$）に分類し比較検討した。測定した評価指標は，収縮期血圧（SBP），拡張期血圧（DBP），脈拍数（PR），自律神経機能，気分状態のプロフィール（POMS）であった。

結果

155人の参加者のうち，37％に抑うつ傾向が見られたが，男女差は見られなかった。すべての参加者が森林浴セッション後に SBP，DBP，POMS の陰性項目の有意な減少を示した。森林浴セッション前，抑うつ傾向のある参加者は，抑うつ傾向のない参加者に比べ，POMS ネガティブ感情の得点が有意に高かった。森林浴後，抑うつ傾向のある人は，抑うつ傾向のない人に比べて POMS の多くの項目で有意に高い改善を示し，多くの項目で抑うつ傾向のある人とない人の差がなくなった。

結論

生産年齢の人たちを対象とした一日の森林浴の生理的・心理的効果を検討した結果，特に抑うつ傾向のある人において，メンタルヘルスに有意なポジティブ効果があることが示された。

　さて，このアブストラクトを読んで，みなさんどう感じましたか？　総合的に見て良いアブストラクトですよね。端的に研究について教えてくれています。これを読んで何だかこの論文がどういったものであるかわかる気にさせてくれ

☞ K6：この研究で使った Kessler Psychological Distress Scale K6 という尺度の数値のことで，最大で K24 点まであり，K6 点以上で，うつの症状があり診断が必要と考えられます。

ます。それではチェックポイントに沿って見ていきましょう。

「**この研究はなぜ必要か？**」の問いに関しては，Background のところでよく述べられています。またそれと同時にこの研究の目的も簡潔に書かれています。⇨日本の労働者の多くがストレスや疲労を感じている。また，森林浴は体にもメンタルにも効果があると言われている。

「**どんな方法で研究がなされたのか？**」に対しても，Methods のところでよく述べられています。⇨日帰りの森林浴で，それをする前後で効果を計測する。測定した評価指標は，収縮期血圧（SBP），拡張期血圧（DBP），脈拍数（PR），自律神経機能，気分状態のプロフィール（POMS）。

「**どんな人が参加者だったのか？**」に関しては，生産年齢の人たちで，うつ傾向のある人と，そうでない人，ですね。うつ傾向があるグループに関しては，K12 点より高い人は参加していないですね。少し欲を言うと，結果を報告するところで，男女差が無いと述べているので，参加者を紹介するところで，参加者の年齢と性別に関する情報があってもよいかと思いました。タイトルにあるように生産年齢の人たちを対象としていますが，生産年齢の年齢層は広いですし，性別とうつに関してはよく研究がなされているので欲しい情報ではあります。

「**何を発見したか？**」については Results に書かれています。これは学術誌のガイダンスでも異なりますが，ここで核となる統計学の数値を示してもよいでしょう。そうすれば変化量などを具体的に伝えることができます。Conclusions もよくまとまっています。これも学術誌のガイダンスによりますが，学術誌によっては，もっと解釈的な事柄を求める場合もあります。たとえば，「この発見は誰々（この論文の場合なら日本の労働者）といった人たちのメンタルヘルスに対して，低コストの解決策を見つけるのに役立つだろう」などのような感じです。よくできたアブストラクトで，また非常に興味深い研究ですね。

➡️ 完璧はない

以上，多少の追加情報はあるかもしれませんが（学術誌の要求であったり，修正の過程での変化もあるかもしれません），よくできたアブストラクトだと言えます。ここで，特に論文を書いたことがない人に気づいていただきたいのは，「**完璧な論文などない**」ということです。どれだけ優れた学術誌にアクセプト

されたからといって，その論文に欠点がないわけではありません。私もメンタルヘルスの分野でトップの学術誌に出版しますが，フレッシュな目で同じ論文を見て，「これは改善の余地ありだな」とか「次回はこれはしないようにしよう」と思うことも多々あります。ですので，多くの論文初心者にとって，完璧主義を捨てることは大事かもしれません（かといっていい加減に書くことを勧めているわけでもありませんが）。まずは書いてアウトプットをする。そして，それを改善していく。**イメージとしては，彫刻家が丸太を削っていく感じでしょうか。**最初はまず頭の中の考えを外在化します。それは完成品とは程遠いのですが，そこから徐々に細部へと細かい削りを入れていき，そして，だんだんと完成品に近づけていくのです。しかも，書く場合は彫刻と違って，削りすぎても，比較的すぐに元に戻すことができます。このようなアプローチが有効でしょう（本書も編集チームの方々の多大なる支援をいただきながら同じようにして書いております！）。

3 キーワード

　キーワードとは，**論文の特徴を表わす言葉のことです。**インターネットで論文が検索される時代において，キーワードはより大事になってきました。検索で見つけられる，その度合いをディスカバラビリティ（discoverability）と言います。良いキーワードは，ターゲットグループに対して高いディスカバラビリティをもちます。学術誌によって数は異なりますが，たいてい3〜10個のキーワードを求められます（☞図2-3）。

キーワードの例：図2-3

recovery narrative, web-based mental health interventions, inclusivity, diversity, collective action, curation, mental health, digital health, telemedicine, clinical practice, narrative research, demographic.

訳
リカバリー物語，ウェブベースのメンタルヘルス介入，インクルーシビティ，ダイバ

シティ，集団行動，キュレーション，メンタルヘルス，デジタルヘルス，遠隔医療，臨床実践，ナラティブリサーチ，人口統計学

図の枠で囲んだ部分がキーワードです。

JMIR MENTAL HEALTH

Viewpoint

Assessing Diversity and Inclusivity is the Next Frontier in Mental Health Recovery Narrative Research and Practice

Yasuhiro Kotera[1], PhD; Stefan Rennick-Egglestone[1], PhD; Fiona Ng[1], PhD; Joy Llewellyn-Beardsley[1], MA; Yasmin

United Kingdom
Phone: 44 01158231294
Email: yasuhiro.kotera@nottingham.ac.uk

Abstract

Demand for digital health interventions is increasing in many countries. The use of recorded mental health recovery narratives in digital health interventions is becoming more widespread in clinical practice. Mental health recovery narratives are first-person lived experience accounts of recovery from mental health problems, including struggles and successes over time. Helpful impacts of recorded mental health recovery narratives include connectedness with the narrative and validation of experiences. Possible harms include feeling disconnected and excluded from others. Diverse narrative collections from many types of narrators and describing multiple ways to recover are important to maximize the opportunity for service users to benefit through connection and to minimize the likelihood of harm. Mental health clinicians need to know whether narrative collections are sufficiently diverse to recommend to service users. However, no method exists for assessing the diversity and inclusivity of existing or new narrative collections. We argue that assessing diversity and inclusivity is the next frontier in mental health recovery narrative research and practice. This is important, but methodologically and ethically complex. In this viewpoint, we propose and evaluate one diversity and two inclusivity assessment methods. The diversity assessment method involves use of the Simpson Diversity Index. The two inclusivity assessment methods are based on comparator demographic rates and arbitrary thresholds, respectively. These methods were applied to four narrative collections as a case study. Refinements are needed regarding a narrative assessment tool in terms of its practicality and cultural adaptation.

(JMIR Ment Health 2023;10:e44601) doi: 10.2196/44601

KEYWORDS
recovery narrative; web-based mental health interventions; inclusivity; diversity; collective action; curation; mental health; digital health; telemedicine; clinical practice; narrative research; demographic

図 2-3 キーワード

多くの場合，キーワードから以下のことがわかります。

キーワードからわかること

- ● 研究の特徴やユニークな点（介入，分析方法，サンプル等）
- ● 研究の主要な発見
- ● ターゲット層

たとえば，"National policies and programs for perinatal mental health in India: A systematic review（インドにおける周産期メンタルヘルスのための国家政策とプログラム：システマティックプレビュー）"（Kalra et al., 2024 ➡QR）という論文には，以下のようなキーワードがありました。

> **例**
>
> Perinatal; Policy; Mental health; India; Maternity
>
> **訳**
> 周産期，政策，メンタルヘルス，インド，出産

　この場合，ユニークな点としては，インドの出産前後の女性を対象にしているので，これに関するキーワード"Perinatal（周産期）"，"India（インド）"，"Maternity（出産）"がそれを表わしているでしょう。主要な発見に関しては，それほどはっきりとは出ていませんが，"Policy（政策）"と"Mental health（メンタルヘルス）"などはこの研究が影響を与えうるターゲットとして，推測できる範囲です。また，ターゲット層もインドの出産前後の女性のメンタルヘルスに関わる人たちや，その政策に関わる人たちかと推測できます。改善しうる点としては，もし字数が許すのであれば，もう少し発見がわかる具体的な言葉があってもよいかもしれません。たとえば，アブストラクトには"Universal access to health and mental health care"つまり，「すべての人が適切な予防や治療などの医療・メンタルヘルスサービスを，必要なときに支払い可能な費用で受けられる状態」が必要だと書かれていました。キーワードにするには，"Universal access to health and mental health care"だと8語ですので，一つのキーワードにしては長いため，たとえば"Universal access（ユニバーサルアクセス）"と2語のものを足すこともできるでしょう。こうすることで，読者はキーワードを読んだ段階で，ユニバーサルアクセスが大事だったんだなと推測することができます。アブストラクトをキーワードの前に読んでいれば，キーワードを読んだ時点でさらに確信をもつことができます。もし誰かがヘルスケアへのアクセスの研究をしていたのであれば，そういった情報は非常に役立つでしょう。論文すべてを読まなくてもここまで読んだ段階で，「私の研究

において，この論文は後で全文しっかり読むに値するものだ」と判断できます。

次は "Development of the Japanese Version of the State Self-Compassion Scale（SSCS-J）（状態セルフ・コンパッション尺度日本語版（SSCS-J）の開発）"（Miyagawa et al., 2022 ➡QR ）を見てみましょう。

> **例**
>
> self-compassion, bifactor model, exploratory structural equation modeling, self-compassionate mindstate induction, construct validity
>
> **訳**
>
> セルフ・コンパッション，二因子モデル，探索的構造方程式モデリング，セルフ・コンパッションの心の状態を引き出すこと，構成概念妥当性

ユニークな点としては，"self-compassionate mindstate induction（セルフ・コンパッションの心の状態を引き出すこと）" を紹介していること，そしてその "construct validity（構成概念の妥当性）" を求めているのかなと推測できます。研究の主要な発見に関しては，"exploratory equation modeling（探索的構造方程式モデリング）" とあるので，探索的な方程式モデリングをして，2つの因子によるモデル "bifactor model" を発見したのでは，と推測できます。ターゲット層は "self-compassion"，そして，この論文が尺度の作成なので，セルフ・コンパッションを研究する人向けなのかと考えられます。セルフ・コンパッションを教えていたり，心理療法でセルフ・コンパッションを使う人にも役立つでしょう。非常にバランスのよいキーワードですが，改善点を考えるとすると，もしまだキーワードを入力するスペースがあるとすれば，この研究でメリットを得られる人たちや，尺度の用途に関する言葉がもう少しあってもよいというところでしょうか。"self-compassion international research（セルフ・コンパッションの国際的な研究）" などもよいかもしれません。

➡ 何を売ろうとしているか

このように2つの例を見て考えてみましたが，それぞれ一つひとつのキーワードから著者たちの狙いであったり，その論文が何を売ろうとしているのか

を読み取ることができます。また同時にもっとこうしたらよいのでは、ということも考えることができます。もっとこうしたよいのにというアイデアは、「考えてみる」ことでスキルの向上につながります。キーワードを見たときに、何も考えずに通過していくこともあるでしょうし、「面白いな」と思うこともあるでしょう。また、「もっとこうしたらよいのに」と思うものもあるでしょう。いずれにせよ、どのようにしてディスカバラビリティ（見つけられやすさ）を高めようとしているのかを考えるとよいでしょう。

4 イントロダクション

さて、ここから論文の「本文」に入っていきます。本文の最初の部分をイントロダクションと言います。古代ギリシャの悲劇詩人、エウリピデスが「**悪い始まりは、悪い終わりを作る**」と言ったように、しっかりとしたイントロダクションは、論文全体の印象を非常によくします。

<u>MITのコミュニケーション・ラボ</u> 🔖 （MIT Communication Lab, 2016 →QR）は、イントロダクションの必要事項として、次のものがあると述べています。

イントロダクションに必要な事項

● エビデンスに基づいた一般的な背景情報
● エビデンスに基づいたより詳細なトピックに関する情報
● 知識のギャップ
● この研究ですること

まずは**一般的な背景情報を紹介する**というのが定石です。大きな視点で見て

🔖 MITのコミュニケーション・ラボ：マサチューセッツ工科大学（MIT）で提供されているリソースの一つで、学生や研究者が科学や工学分野におけるコミュニケーションスキルを向上させるための支援を行ないます。具体的には、論文、プレゼンテーション、ポスター発表、電子メールなど、さまざまな形式の技術的なコミュニケーションを効果的に行なえるようサポートしています。

どのようなトレンドがあるのか。何らかの介入であれば、効果があるとされているのか、そうでないのか。メンタルヘルスに関する社会的な問題を取り上げているのであれば、世界的に見て、全体的にどう問題視されているのか。そういった一般的な背景情報を提供します。これはさまざまな情報伝達においてなされることでしょう。たとえば、映画でも大きな視点から入ることがほとんどです。英語で "bird's-eye view（バーズ・アイ・ビュー）" と言われますが、大きな視点から入ることで、多くの読者にその状況を理解してもらうことができるのです。まずは大きな視点でどのような状況かを説明しましょう。

　そして、その研究でフォーカスしている、さらに細かい情報に入っていきます。この「ズームイン」の際に、読者は「この論文はここに焦点を当てるんだな」と理解することができます。初心者的なミスとしては、知っていることを書きたいという思いが強く、関係のないことの詳細を書いてしまうことです。それでは「なんでそれについて、たくさんの字とスペースを使って説明したの？」と疑問を残すことになり、論文の質としては大きなマイナスになります。論文の焦点を絞りましょう。また最初に全体像が描かれているので、フォーカスした詳細テーマがどのような文脈にあるのかも理解できます。このように研究がフォーカスする詳細なテーマを全体の状況の中に入れることをcontextualisation（コンテクスチュアリゼーション：日本語では「文脈化」などと訳されます）と言い、イントロダクションをはじめ、さまざまな説明シーンで大事になります。要は読んでいて「いったい、何の話をしてるの？」と思わせないような説明があるということです。大きな背景から入ることでそのテーマの立ち位置がよりわかりやすくなりますが、研究チームで話をするときや授業内での発表などでは、それほど状況を説明する必要はないかもしれません（ある程度前提知識が共有されているので）。しかし、論文を書く際には、どのような背景知識をもった人が読むかは定かではないケースが多いので、コンテクスチュアリゼーションが非常に大事になります。もし可能であれば、研究チーム外やクラス外の人に論文を読んでもらい、きちんと理解できる説明になっているかを確認してもらうのもよい手でしょう。

　そして、まだわかっていないこと、つまり、"知識のギャップ（knowledge gap）" を説明し、今回の研究ではそのギャップのどこをどのように埋めるの

第 2 章　論文には一般的に何が含まれるのか？　またそれらの機能は？　035

かという説明がなされます。つまり,「このトピックが大事なんです」というだけでは不十分で,「大事だけれども,まだ研究がされていない」とか,「この側面については考えられていない」とか,「この人口においてはわかっていない」などという文章が必要になります。

➡ 既知と未知を明示する

第2部「書いていく」で,私の書き方をご紹介させていただきますが,その書き方とも共通する大枠として,**イントロダクションで大事なのは,「何がわかっていて,何がわかっていないか」を明示する**ことです。そして,そのわかっていないことを少しでも明らかにするためにこの研究がある,と論を展開していきます。

したがって多くの論文において,**イントロダクションで引用されるべき種類の論文は,エビデンスをまとめたシステマティックレビューであったりメタ分析**です。そのようなエビデンスをまとめた文献を紹介することで,そのテーマがどれくらいの質と量のエビデンスがあって,何を課題としているのかを伝えることができます。つまり,「何がわかっていて,何がわかっていないか」を報告することができます。

余談ですが,逆に言うと,**たくさん引用されたいと思ったらシステマティックレビューやメタ分析を書く**とよいでしょう。もちろん多くの場合,出版するまでに手間がかかりますが,出版できたらよく引用されるでしょう。またシステマティックレビューやメタ分析を出版することで,その分野の専門家として知られることにつながる場合もあります。出版をいくつか成功させて,引用される論文を書きたいと思ったら,システマティックレビューやメタ分析にチャレンジしましょう。

さて,話をイントロダクションに戻します。知識のギャップを明確に伝えることができたら,その研究ですることが述べられます。よく "Study aims(研究の目的)" だとか "Hypotheses(仮説)" というサブタイトルをイントロダクションの最後のほうに見ますが,これもわかりやすい書き方だと思います。特に非常に忙しくて,あまり読む時間が取れないときなどは,イントロダクションの最後に置かれるこのようなセクションは非常に助かる部分です。論文を書く際にはここから書き始めるとよいでしょう。

5 メソッド

　メソッドは「どのような方法で研究を実施したかのロードマップ」です。あなたがそのロードマップをもって，その通りに行なったら同じ結果が出るか（再現性）が大事な質問になります。そして，その研究が妥当かどうか，妥当性を判断する箇所です。妥当性とは，つまり，どのように研究が行なわれたのか，なぜその方法を選んだのか，その理由を明確に説明することです。一昔前（二昔前？）に，間寛平さんが「なぜじゃ」というネタをしていましたが，ここでは寛平さんになったつもりで（笑）「誰がじゃ，なぜじゃ，どうしてじゃ」と問うていきましょう。

　研究や論文の経験があまりない人はメソッドとは料理のレシピのようなものだと考えるとよいかもしれません。イントロダクションで「だんだん寒くなってきましたね。でも寒いときの定番料理って作るのに手間がかかって大変ですよね。なので今日は体を温めてくれて，かつ簡単に作れる料

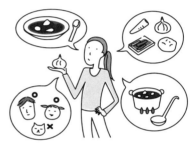

理をご紹介しましょう」という前置きをして，メソッドではレシピに入ります。材料の説明だったり，使う器具の紹介，そして，料理の全工程を説明します。そして実際に作っていきます。こうした情報を体系的に伝えることで，見ている人も同じような料理を作ることができる。簡単に言うと，それがメソッドです。

　一般的にメソッドでは次のような情報が提供されます。

メソッドで提供される情報

- 研究デザイン
- 募集方法を含む参加者情報
- 尺度など使ったツール
- 研究の手順
- 分析方法

研究デザインでは，どのような研究なのかを説明します。大きな括りですと，質的なのか量的なのか，混合なのか，レビューなのか。その中でも，どのようなデザインを選んだのかを書きます。後述しますが，**デザインに応じて特定のフレームワークを使ったかどうかもここで述べられていることが多いです。**

　そして，誰が参加者だったのか。研究の対象となったのはどのような人で，対象外となる条件はどのようなものか。参加者のリクルートはいつ，どのように行なわれたのか（Sampling method）。それぞれの理由や，研究チームの中で誰がやったのかも報告されます。そして，最終的に何人，どのような人（例：年齢，性別など）が集まったのか。参加者情報（デモグラフィー）に関しては，表で見せることも一般的です。

　研究に使ったツールに関しては，メンタルヘルスの研究ですと，尺度があります。研究目的を果たすために測るべきアウトカム。それをどの尺度を使って計測したのか。またその理由が書いてあります。そして，その尺度にはどのような質問があって，どのような選択肢があって，尺度がどれだけ信用できるものかが記載されています。

　研究の手順に関しては，たとえば介入の研究であれば，その介入の詳細が書かれてあります。介入の特徴であったり，何時間のものをどれくらいの頻度で，どのくらいの期間行なったのか。誰（職種やトレーニング暦など）が行なったのか。介入を受けない対照群があれば，その情報も記載されています。効果を長期的に測定した研究であれば，どの地点で効果測定があったのか。誰がどのような環境で測定したか，などが書かれてあります。そして倫理申請が必要な研究の場合は，その情報もここにあることが多いです。

　最後にどのように分析をしたのかが述べられます。上述した参加者（またはその他のソース）から得たデータをどのような分析方法で分析したのか。当然，この分析方法は研究の目的と合致している必要があります。論文を読む際にはそのあたりも注意しながら読むとよいでしょう。「なんでこの目的に対して，この分析方法なの？」と疑問を残すようでは良い研究方法のレポーティングとは言えないでしょう。

　ここでは「読む側」の視点で論文を見ていますが，よく知られた学術誌から出版されている論文やたくさん引用されている論文の中から，自分が知りたい

研究方法を用いている論文を見つけて，どのようにメソッドが書かれているかを学ぶことは非常に良い「書く」トレーニングです。何を伝えているのか，どのように理由づけをしているのか，どのようなフレームワークやチェックリストを使って，メソッドを正当化しているのかなどに注意するとよいでしょう。

6 リザルト

　メソッドで書かれている方法に従って，データを分析した結果，どのような結果が出たのか。それがこのリザルトに当たります。リザルトはイントロダクションで紹介された研究目的やリサーチクエスチョンおよび仮説に答えるのに役に立つ情報なので，読みながら，これがどう研究目的やリサーチクエスチョンおよび仮説に答えるのか考えましょう。

　先ほどの料理のたとえで言うと，ここは実際に食べてみる段階です。メソッドの手順で作ってから，ここでは見栄えはどうであるとか味はどうであるということを伝えていきます。また大事なのが最初のイントロダクションで伝えた内容に対してどうなのかを端的に答える必要があります。つまり，「簡単に作れたのか」「体は温まったのか」ということです。リザルトではその結果だけを伝えて，なぜそうなったのかに関しては次の「ディスカッション」で論議を展開します。たとえばですが，（話をわかりやすくするためにかなりざっくりと書きますが）「他の冬の定番料理と比べてかなり簡単に作れた」「体はそこそこ温まった」などがリザルトで報告することとなります。

　また良いリザルトは，メソッドとも対応しています。メソッドでどのような分析をして，何を解明しようとしているかを述べた後に，同じようなかたちでリザルトが報告されていると，読者としても非常に理解しやすいです。逆にメソッドでこのようにすると述べられているのに，リザルトがその手順や方法で報告されていないと「このメソッドの点はどうなったの？」と疑問を残すことになり，読みやすさを低下させます。

　したがって，イントロダクションとメソッドの流れに合ったかたちで書かれているリザルトが良いリザルトだと言えます。読む際にはそうした点もチェッ

クするとよいでしょう。料理番組を見ていて，チャーハンを作っているのに，食べる際になって急に「ラーメンはおいしかったですね」と言われると混乱しますよね。

➡ 表やグラフなどのビジュアルエイド

複雑な分析結果をわかりやすく，また情報をまとめたかたちで示すためには表やグラフが有効なことが多いです。このような表やグラフをビジュアルエイドと言いますが，リザルトではこれらがよく使われます。たとえば，文字情報だけで，「レジリエンスの平均が，ベースラインでは5で，1か月後に8になり，3か月後に10になり，そして6か月後には14になりました」と書いてあるよりは折れ線グラフ（☞図2-4）で書かれてあったほうが，情報量も増えますし，増えた度合いが目で見えて，より理解しやすくなりますよね。

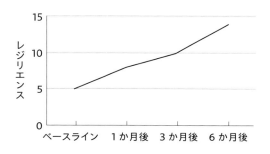

図2-4　リザルトの表の例（レジリエンスの平均）

リザルトで表やグラフを見る際には，そうした表示方法を使うことで研究結果が見やすくなっているか，理解しやすくなっているかを考えてみましょう。論文は与えられるページ数が限られている場合が多いので，多くの場合，効果的に使用されていると思います。また，表やグラフで多くの情報をわかりやすく伝えているものがあれば，チェックしておきましょう。自分が書く際に参考にできるかもしれません。また，学術誌がSNSでも情報を提供している場合，編集室や著者が，論文を多くの人に読んでもらうために研究のカギとなる表やグラフの画像を投稿する場合もあります。学術誌の宣伝のためのアイテムがその

画像なので，質の高いものが多いです☞。

　また書く際により実感できると思いますが，リザルトの妥当性を支える要素として，**客観性**があります。つまり自分の解釈などではなく他の人から見てもそうだということです。そのため，**良いリザルトはロボットが書いたかのように事実を淡々と報告**しています。これは次の「ディスカッション」とは大きく異なる点です。ディスカッションではリザルトで発見したことがどういう意味をもちうるかを考えるので，研究者の創造性が一部求められるところでもあります。

　研究や論文の経験がまだ浅い人は，リザルトの結果をすべて理解できないときがあると思います。しかし安心してください。理解したいのはその研究の仮説やリサーチクエスチョンの答えです。たとえば，統計のリザルトで理解できないことや，質的研究の言葉で理解できないものがあるかもしれませんが，研究で大事な問いかけ（通常３つくらいでしょうか）に対する答えがわかれば，それでよしとしましょう。理解できなかった事柄については後で時間をとってゆっくり調べてもよいですし，さまざまな参考書を読んで理解するのもよいでしょう。同じコンセプトでも，違う人の説明を学んでいくうちにより理解が深まったり，腑に落ちる表現をしてくれているものに出合えたりします。また自分が書く際にも理解度はぐっと高まります。

7 ディスカッション

　リザルトで研究結果を知ったら，**ディスカッションでは「それがどういう意味なのか」**を考えていきます。多くのメンタルヘルスの研究は，対象となる人たちがいます。患者がその最も核となる対象グループですが，研究結果の報告だけでは不十分で，それが患者にとってどのような意味をもたらすのかをここで説明します。良いディスカッションでは，研究結果がどういった人たちにどのような意味をもたらすのかが書かれてあります。またその過程で，イントロ

☞質の高いものが多い：ここでは読み手の観点から表やグラフを考えていますが，第６章-**3**「表や図を使う」では作成する観点からこれらを見ていきます。

第２章　論文には一般的に何が含まれるのか？またそれらの機能は？　041

ダクションで紹介した研究目的や仮説にどう答えられて，それが何を意味するのか，どう解釈できうるのかといったことが書かれてあります。

また過去の研究との対比もディスカッションでなされます。今回の研究の斬新さはどこにあるのか。他の研究と似ている点はあったか。そして，今回の発見を踏まえて次はどのような研究が必要かもよく述べられています。

そして，ディスカッションの最後のほうにはリミテーションといって，その研究の制限や弱さが書かれてあります。ここでも次にすべき研究のことが書いてあります。また，研究者のクリティカルシンキングの深さを垣間見ることができる部分でもあります。どこまで自分の研究に対して客観的に評価をして弱みを特定しているか。そうしたことも読みながら勉強できると思います。

最後に結論が述べられます。学術誌の世界では有名なプロス（PLOS: Public Library of Science）という出版社，学術誌がありますが，彼らが若手研究者に対して行なった調査（PLOS, 2020 ➡QR）では，この結論を書くことが最も難しいと感じられてい

るそうです。結論では本当に端的にその研究のポイントを伝える必要があります。良い結論は端的に短く要点を述べています。したがって，読んでみて，読みやすいなと感じるような結論が良いものと言えます。逆に，今まで聞いたこともないコンセプトが急にそこで出てきたりしたら，あまり良いものとは言えないでしょう。あくまで研究をぎゅっと集約したものである必要があります。

先ほどの料理の例で言えば，リザルトから「なぜ，どのように他の定番料理より簡単なのか」「なぜ，どのように体がそこそこ温まったのか」を考えるのがディスカッションです。そして，この料理はどのような人にメリットがあるのかも示します。たとえば，仕事が忙しく冷え性で悩んでいる人や，家族の介護に手いっぱいな人などが手軽に温まれる料理かもしれません。また，リミテーション，つまり改善点も考えます。材料のこれは一部の地域では手に入りにくいかもしれないとか，この器具がない家庭ではできないかもしれない，この材料にアレルギーがある人には向いていないなどです。また，そこから次に同じ料理をする際にはこうしたほうがよいとか，この材料の代わりにこの材料を使ったレシピを開発する必要があるなど，将来に向けた考えを述べましょう。このように食べた後にいろいろと考えることをディスカッションでは行ないます。

8 リファレンス

　リファレンスには参考文献がリスト化して並べられています。論文を読む中で，このエビデンスの詳細が知りたいと思ったときなどは，リファレンスをたどり，その論文にアクセスします。またリストを俯瞰的に見ることで，その論文が引用している文献や情報源は最近のものかどうか，またどのような著者や学術誌，情報源の引用が多いのかなども見ることができます。そこから不自然な偏りが見つかるかもしれません（例：日本の研究なのに引用されているものがすべて欧米のもの）。リファレンスは論文の最後にあります。

　さて，ここまでいろいろと細かい内容もありましたが，実際に今まさに読んで勉強したことを頭の中に入れて，そこからさらに新たな英語の論文を読むとなると，少なくとも最初のうちは辛いと思います。そこで，実践性を考慮して，以下，各部分を読む際に大事な質問をまとめました。

論文を読む際に大事な質問

● タイトル・アブストラクト…結局，どんな研究をして，何が言いたいのか？
● キーワード…この研究のユニークさは何か？
● イントロダクション…解決したい問題は何か？　この研究の目的は？
● メソッド…どのように研究をしたのか？　なぜその方法なのか？
● リザルト…それで何がわかったのか？
● ディスカッション…わかったことは，結局，誰にとって何を意味するのか？　研究の弱さは何で，将来どんな研究をする必要があるのか？

　ここまで読み手の立場から論文について学んできましたが，次からは書き手の立場で考えていきましょう。まず次章では執筆の準備について考えます。

worksheet

論文の各部分とその機能に基づくチェックリスト：各部分と機能を理解して読む

　時間があるときは，前頁の「論文を読む際に大事な質問」よりも，以下のワークシートを使って，内容を書きとめながら論文を理解するとより深く理解できるでしょう。

2.1.	［タイトル］・研究のメインポイントを述べているか？ 　　　　　・研究方法がわかるか？ 　　　　　・興味を引くものか？
2.2.	［アブストラクト］・研究の目的は？ 　　　　　・研究方法（参加者情報含む）は？ 　　　　　・主要な発見は？ 　　　　　・発見が何を意味しうるか？ 　　　　　・結論は？
2.3.	［キーワード］・研究のユニークな点は？ 　　　　　・重要な発見は？ 　　　　　・ターゲット層は？
2.4.	［イントロダクション］・エビデンスに基づいた一般的な背景情報はあるか？ 　　　　　・エビデンスに基づいたより詳細なトピックに関する情報はあるか？ 　　　　　・知識のギャップは述べられているか？ 　　　　　・この研究ですることは明確か？

2.5.	[メソッド]・研究デザイン，募集方法を含む参加者情報，尺度など使ったツール，研究の手順，分析方法は報告されているか？ ・それらを使う理由は述べられているか？
2.6.	[リザルト]・メソッドや研究目的／リサーチクエスチョン／仮説に答えるかたちで書かれているか？ ・客観的か？
2.7.	[ディスカッション]・発見したことが誰に対して何を意味するかが述べられているか？ ・関連する理論や過去の研究との関係性が書かれているか？ ・研究の弱み（リミテーション）に抜けている重要なものはないか？
2.8.	[リファレンス]・引用した情報源は最近のものか？ ・情報源に不自然な偏りはないか？

第**3**章

論文執筆の準備作業

　論文の構成要素，そして，それらの機能を理解したら，いよいよ自らの論文を書く準備に入っていきましょう。あのヘンリー・フォードも「**成功の秘訣は，何よりもまず，準備すること**」と言っていました。準備作業などというといくらでもあると思いますが，ここでは実践向きに 4 つの注意事項をあげています。それぞれ大事なポイントですので，今すぐ執筆に入りたいという欲を少し抑えて以下に取りかかってみてください。

1 論文の目的を明確にする「ズバリ何が言いたいか？」

　論文を書く段階にあるということは，たとえば，一次調査（Primary Research：データ収集が直接的に関わる研究）であれば，すでにデータ収集・分析が終わっている段階です。リテラチャー・レビュー やメタ分析であれば，リサーチクエスチョンや分析方法が明確になり，事前登録 をした段階になります。

　ここで一度，その研究を俯瞰して見て，「ズバリ何が言いたいか？」を考えてみてください。ビジネスの世界では「エレベーターピッチ」という言葉があ

リテラチャー・レビュー：ある特定の研究テーマや分野に関連する既存の研究や文献を批判的かつ体系的に整理，分析し，それらを総括すること。研究プロジェクトや論文の重要な一部であり，他の研究者が行なった研究の概要や成果，ギャップ，今後の課題などを理解するための基盤を提供します。

事前登録：第 5 章- **2** 「研究デザイン別のフレームワークでチェック」で後述します。

046　　第**1**部　書く前に

ります。自分自身やアイデア等について，エレベーターにいる間の20秒くらいで説明をして，聞き手に賛同してもらうことです。リサーチについてもエレベーターピッチは有効です。20秒でいかに聞き手に理解してもらうか，面白いと思ってもらうか。実際にやってみてもいいでしょう。学術誌の一部では，「ハイライト」を聞くものもあります。これもエレベーターピッチに近いでしょう。短い言葉（たとえば英語で85字。85語ではなく，85字ですよ）で3から5個の箇条書きにするよう求められます。それくらい短い言葉で端的に研究の要点を伝えられると，それは書き手にもメリットですし，聞き手にも大きなメリットです。MITのコミュニケーション・ラボ（White & Stewart ➡QR）によると，**大事なことはシンプルな表現を使い，端的で，鍵となる言葉を用意することが大事**だと述べられていました。一度，20秒でトライするのもよいでしょう。

　エレベーターピッチとまでではなくても，自分の研究のことを，他人（特にその研究のことを知らない人）に対して短い時間でどのように説明できるでしょうか？　実際に，身内や友人でもいいので，あなたが書こうとしている論文のことをまったく知らない人に説明してみましょう。結構，難しいと感じると思います（少なくとも私は非常に難しく感じました）。しかし，このように「専門用語で話す」ことから「専門外の人にもわかるように話す」ことができる人は，往々にして理解度の高い人です。また，キーポイントを言える人も，それだけ研究に関するすべての情報からエッセンスだけを搾り取ることができるので，理解度の高い人だと言えます。私の好きな言葉にアインシュタインの「**おばあちゃんに説明できるほどじゃないと，物事を本当に理解したとは言えないよ**」という言葉がありますが，その通りだと思います。

　近年では特にメンタルヘルスを含む健康分野のリサーチでは，PPI（Patient and Public Involvement）といって，**研究への患者・市民参加の重要性**が説かれています。研究助成金の申請用紙でも「患者や市民がいかにそのプロジェクトに関わっているか？」「この企画書は提出前に，患者や市民にレビューをしてもらったか？」「プロジェクトを非専門家でもわかる一般的な言葉を使って説明せよ」といった設問がよく見られます。この背景の一部としては，研究者のためだけの研究であったり，医療従事者のためだけの研究はよくないという

ことから，患者や市民を巻き込もうという動きが強まっていることがあがります。実際，PPI が謳われる以前の研究では，発見したことが患者の利益にならなかったり，患者さん自身が読んだときに，自分たちの視点が無視されていると感じたりするケースが多々ありました。1998 年にチャールトンが書いた "*Nothing about us without us: Disability oppression and empowerment*（私たちを抜きに，私たちのことは語れない：障害の抑圧とエンパワーメント）"（Charlton, 1998 →QR）が PPI のアクティブな導入に大きく貢献したと言われています。

そのような流れの中で，学術誌の中にも，専門外の人にもわかるように書きましょうと求めるものも出てきました。ネイチャー系の学術誌ではよく見られます。たとえば，ネイチャーメンタルヘルス（Nature Mental Health →QR）では次のように明記されています。

> **専門外の人への配慮の例：Nature Mental Health**
>
> ・Submissions should be accessible to non-specialists; you should ensure that your findings are communicated clearly.
> ・A basic scientific knowledge may be assumed, but be aware that language and concepts that are standard in one field may be unfamiliar to colleagues working in another area.
> ・Technical jargon should be avoided, and clearly explained where its use is unavoidable.
>
> **訳**
> ・投稿論文は，専門家でなくても理解できるものでなければならない。研究でわかったことが，明確に報告されているか確かめること。
> ・基本的な科学知識を前提とすることもできるが，ある分野では標準的な言葉や概念が，別の分野で研究している同僚にはなじみがない場合があることに注意すること。
> ・専門用語の使用は避け，やむをえない場合は明確に説明する。

要は論文を書く人が，メッセージを送る側として，メッセージの受け手が受け取りやすいように努力をしているかというのが大事だと言えます。したがって，この「ズバリ何が言いたいか？」という準備項目に関しても，専門外の人に理解してもらえるような表現で伝える必要があります。「専門外の人」にも

さまざまな背景をもった人がいるので，そこからもらうフィードバックによっても，さらにインクルーシブな（多くの人に理解してもらえるような）説明が可能になります。研究グループで働くと，そうしたことをランチタイムやミーティングなどで，口語でやりとりをするので，それを繰り返すうちに，何が言いたいかがより明確になることがあります。

　ここで一度，考えてみましょう。ズバリあなたの研究は何が言いたいのでしょうか？　短い文章で簡単な言葉で表現し，可能であれば，周りの人にフィードバックをしてもらいましょう。

2 ターゲット誌を見つける

　論文が完成したら学術誌に提出をするわけですが，どの学術誌に提出するかによって，書き方が少しずつ異なります。また，引用方法も異なるので，提出しようとする学術誌，つまりターゲット誌は論文が完成してからではなく，論文を書く最初の段階，理想的には書く前に決めることをお勧めします。では，どのようにして決めたらよいのでしょうか？

　研究チームに属している人であれば，チームと相談をしたり，スーパーバイザーがいる人はスーパーバイザーに相談をすることができます。また，同じような論文を過去に見たことがあれば，そこを狙うのもよいでしょう。

➡ ジャーナル・ファインダー

　上記のような情報収集が不可能な場合は，ジャーナル・ファインダー（またはジャーナル・サジェスター）というものがあります。多くの出版社のサイトでそのような機能があり，タイトルやアブストラクトを記入することで，関係しそうな学術誌を提案してくれます。

　この段階では，まだ論文で「何が言いたいのか」しか考えていないかもしれませんが，そこからでもタイトルを考えることはできると思います。アブストラクトはまだ考えていないと思いますが，ぼんやりとした未完成のかたちでも何らかのアブストラクトがあればそれを入力しましょう。なければ，それぞれ一

文ほどでいいので，Background, Methods, Results, Conclusion を入力してみましょう。ジャーナル・ファインダーの例としては，次のようなものがあります。

> **ジャーナル・ファインダーの例**
>
> ● Elsevier（エルスヴィア）
>   https://journalfinder.elsevier.com/ （→QR）
>
>
>
> ● Wiley（ワイリー）
>   https://www.wiley.com/en-gb/publish/journal-finder （→QR）
>
>
>
> ● Taylor & Francis（テイラー＆フランシス）
>   https://authorservices.taylorandfrancis.com/publishing-your-research/choosing-a-journal/journal-suggester/ （→QR）
>
>
>
> ● Springer Nature（シュプリンガー・ネイチャー）
>   https://journalsuggester.springer.com/ （→QR）
>
>

それぞれ検索する方法などが少し違いますが，提出先を決めるのに非常に有効なツールです。

➡ オープンアクセス

またその学術誌が**オープンアクセス**かどうかも考えるべき点かもしれません。オープンアクセスの論文はインターネットを使う人であれば誰でも全文を読むことができます。非オープンアクセスの論文はその学術誌の定期購読をしている人，もしくはしている組織に属している人であれば全文を読むことができますが，そうでなければ論文の一部（例：タイトル，アブストラクト，キーワード）しか見ることができません。はたしてオープンアクセスのほうが研究者にとってメリットがあるのかどうか。これはまだ議論されていますが，ランガム・ピュトローら（Langham-Putrow et al., 2021 →QR）のシステマティッ

☞ Background, Methods, Results, Conclusion：第 2 章–❷「アブストラクト」を参照。

第１部　書く前に

クレビューによると，確固としたエビデンスはまだあるとは言えないものの，134の調査のうち64もの調査（47.8%）でオープンアクセスのほうがより引用されると報告され，37の調査（27.6%）がそのような効果はないと述べ，32の調査（23.9%）が一部あり，1つの調査（0.8%）で結論がつかずと報告されていたとのことです。また，研究報告の質が高い3調査だけで見ると，一つはオープンアクセス論文はより引用される，一つは一部のオープンアクセス論文はよく引用される，そして，もう一つはそのような効果はない，と報告していたそうです（ちなみにこのLangham-Putrow et al., 2021の論文はオープンアクセスです）。

　ですので，その学術誌がオープンアクセスかどうか，そしてオープンアクセスの多くの場合費用がかかるので，その資金はあるか（研究助成金や補助金など），または，属する研究機関がオープンアクセス契約をしているか（図書館がそのようなリストを持っていることが多いです）などを調べるとよいでしょう。たとえば，あなたの研究によってメリットを受けるグループが一般の非研究者だったり，患者グループだったりすると，さらにオープンアクセスのプラスの影響は増えるでしょう。これも提出する学術誌選びに関係する要素となります。

　また，提出先が2つか3つに絞れてきたら，**提出前の質問を学術誌の編集室にメールで送る**ことも可能です。これにはアブストラクトがある程度書けている必要があります。もちろんメールを送っても返信がないことも多々ありますが，返信があればそれは，提出先を決めるうえで非常に有効な情報となります。そのようなメールの例として，次のような感じで書くことができます。

> **メールで質問する際のフォーマット**
>
> 件名：Pre-submission inquiry:［論文タイトル］
>
> 本文：
> Dear Professor/Dr［編集長の名前］,
>
> We are writing to inquire whether our paper '［論文タイトル］' would be of interest as a/n［提出する論文の種類。例 article paper/perspective piece/systematic review］for［学術誌］. Here is the abstract:
>
> ［アブストラクト］

We believe ［論文の特徴。何が言いたいか，に関係する］ would be of interest to your readers. We hope you could advise us whether our paper fallswithin your journal's scope.

Regards,
［あなたの名前］

訳

件名：提出前の問い合わせ：［論文タイトル］

本文
［編集長の名前］教授 / 博士，

私たちの論文 '［論文タイトル］' が［学術誌］の［提出する論文の種類］として興味深いかどうかをおたずねしたいと思います。アブストラクトはこちらです：

［アブストラクト］

私たちは，［論文の特徴］が貴誌の読者にとって興味深いものなのではないかと思っております。私たちの論文が貴誌で扱われる内容と合うかどうか，アドバイスいただければ幸いです。

よろしくお願いいたします。
［あなたの名前］

　編集長の名前やメールアドレスは学術誌のサイト（"Editorial Board" ページなど）に掲載されていることが多いです。そこから検索をかけてメールアドレスを取得することもできます。大学のプロフィールサイトや，過去の出版論文を見ると，アドレスが載っていることが多いです。
　以下が提出前の問い合わせメールの例文です。

> **メールで質問する際の具体例**
>
> 件名：Pre-submission inquiry: Systematic review on self-compassion interventions for modern type depression
>
> 本文：
> Dear Professor Jane Smith,
>
> We are writing to inquire whether our paper 'Systematic review on self-compassion interventions for modern type depression' would be of interest

as a review paper for the Journal of Asian Mental Health? Here is the abstract:

［アブストラクト］

We believe our findings about the positive impacts of self-compassion on modern type depression would be of interest to your readers. We hope you could advise us whether our paper falls within your journal's scope.

Regards,
Yasuhiro Kotera

訳

件名：投稿前のお問い合わせ：現代型うつ病に対するセルフ・コンパッション介入に関する系統的レビュー

本文：
ジェーン・スミス教授へ，

私たちの論文「現代型うつ病に対するセルフ・コンパッションの介入に関するシステマティックレビュー」が，Journal of Asian Mental Health のレビュー論文としてご興味をおもちいただけるかどうかをおうかがいしたく，ご連絡いたしました。以下はアブストラクトです：

［アブストラクト］

現代型うつ病に対するセルフ・コンパッションのポジティブな影響に関する私たちの知見は，貴誌の読者にとって興味深いものであると思っております。私たちの論文が貴誌で扱われる内容と合うかどうか，アドバイスいただければ幸いです。

よろしくお願いいたします。
小寺康博

　このような感じでメールを送ります。返信が来ないことや，曖昧な回答が返ってくること，また，提出しないと判断できない，といった回答も多いですが，たまに非常に役に立つ情報をくれることもあります（たとえば，「非常に合っているテーマだ」や，「まったく合っていないテーマだ」と言ってくれるなど）。その他，他の学術誌を紹介してくれる場合もあります。あまり期待はせず，「いい返事が来たらラッキー」程度に考えるのが実践的かもしれません。

　提出先は，最初の段階で2つか3つに決め，「第一ターゲットはこの学術誌，

第 3 章　論文執筆の準備作業　053

第二ターゲットはこの学術誌」というふうに優先順位をつけましょう。そうすることで，その後のプロセスがスムーズになります。

　第一ターゲットが決まったら，その学術誌のガイドライン 📍 に沿って論文を書いていきます。学術誌のサイトの"Author Guidelines"などのページを見るとどのように原稿を準備したらいいのかが書かれてあります。

　大事なこととして，提出前にどの学術誌に提出するかを決定するためのメールは同時に複数の学術誌に問い合わせをしても違反ではありませんが，**複数の学術誌に同時に同じ論文を提出することは違反**となります。多くの学術誌の提出過程で，このことを確認する項目が設けられています。それだけに「まずどの学術誌に提出をするのか」は非常に大事な問いになります。

3 論文の初めから順番に書かない

　前章では読む側の視点で，論文の最初から説明をしましたが，書くときはそのような順番をたどらないほうがよいです。次章からの順番にも関係しますが，メソッド（もしくはイントロダクションの最後に書くべき「研究目的やリサーチクエスチョン，仮説」）から書き始めるのが時間をロスせずに進む方法だと考えられます。そうすることで，一度書いたものを書き直したりせずに仕上げていくことができます。よくある順番は，次のような流れです。

論文執筆の順番

1. メソッド（もしくはイントロダクションの最後に書くべき「研究目的やリサーチクエスチョン，仮説」から始める）
2. リザルト
3. イントロダクション
4. ディスカッション
（上記の過程でリファレンスを作成）
5. タイトル，アブストラクト，キーワード

👉 学術誌のガイドライン：第10章-**5**でより詳細に説明しています。

チームで論文に取り組む場合には、仮タイトルを最初に決めるなど、各状況において多少変化はあると思いますが、このような流れだとロスなく進めます。次章から詳しく見ていきます。

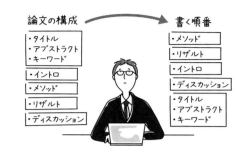

4 リファレンスソフトを使いこなす

　論文で書く内容の裏づけとなる情報源を引用する際に、引用文献をマニュアルで（つまりタイピングして）進めるのも一つの方法ですが、リファレンスソフトを使うと効率的に進められます。また、提出してからリジェクトとなった際には、他の学術誌に提出する必要があります。その学術誌が異なる引用スタイルを要求する場合、リファレンスを書き換えるのはかなりの作業になります。私も当初はリファレンスソフトを学ぶ手間暇が面倒くさく、先延ばしにしていましたが、現在の研究チームではマストなため、覚えました。覚えてからは、本当に学ぶ時間をとってよかったと感じています。

　研究を始めて間もない人のためにわかりやすく言いますと、たとえばあなたがある論文を書いて、学術誌 A に提出をしたとします。この学術誌 A は引用方法として、APA 7th（アメリカ心理学会の引用方法の第 7 版；American Psychological Association, 2021 →QR）を要求していた、としましょう。本書でも使用しているフォーマットで、心理学の学術誌に多いものです。しかし、学術誌 A が論文をリジェ

クトした場合、次の学術誌 B に提出する必要があります。そのまま出せるに越したことはないですが、この学術誌 B はバンクーバー・スタイルを要求しています。そうなると、バンクーバー・スタイルに変える必要があります。これをマニュアルで行なうとかなり大変です。というのも、APA 7th は引用する論文の箇所に著者の名前と出版年を書いて（この論文中の引用のことを in-text citation と言います）、論文の最後のリファレンスにアルファベット順に

引用の詳細を書いていきます。

> ### リファレンスの例：APA 7th
>
> ● 本文中の引用 ⇨ 引用する箇所に著者名と出版年を書く
>
> Though the standardised definition is yet to be established (Vian et al., 2021), in general, GMH places mental health equity and human rights at its core and targets promotion of mental health, wellbeing, and treatment for people around the world using transdisciplinary approaches (Bass et al., 2023). Four conceptual domains of GMH are research, LMICs, implementation, and landscape (Vian et al., 2021).
>
> ● リファレンスのセクション ⇨ アルファベット順
>
> **References**
>
> Bass, J., Chibanda, D., Petersen, I., Winkler, P., Sijbrandij, M., & Shidhaye, R. (2023). Introducing Cambridge prisms: Global mental health. *Global Mental Health, 10*, e7.
>
> Beaton, D. E., Bombardier, C., Guillemin, F., & Ferraz, M. B. (2000). Guidelines for the process of cross-cultural adaptation of self-report measure. *Spine (Phila Pa 1976), 25*(24), 3186–3191. https://doi.org/10.1097/00007632-200012150-00014
>
> Cai, H., Wu, L., Shi, Y., Gu, R., & Sedikides, C. (2016). Self-enhancement among westerners and easterners: A cultural neuroscience approach. *Social Cognitive and Affective Neuroscience, 11*(10), 1569–1569. https://doi.org/10.1093/SCAN/NSW072
>
> Charles, A., Korde, P., Newby, C., Grayzman, A., Hiltensperger, R., Mahlke, C., Moran, G., Nakku, J., Niwemuhwezi, J., Nixdorf, R., Paul, E., Puschner, B., Ramesh, M., Ryan, G. K., Shamba, D., Kalha, J., & Slade, M. (2022). Proportionate translation of study materials and measures in a multinational global health trial: Methodology development and implementation. *British Medical Journal Open, 12*(1), e058083. https://doi.org/10.1136/bmjopen-2021-058083

　ところがバンクーバー・スタイルでは，論文中で引用が出てきた際は順番に番号をつけ，リファレンスリストはその番号順で作成します。

> **リファレンスの例：バンクーバー・スタイル**
>
> ● 本文中の引用 ⇨ 出てきた順番に番号をつける
>
> As the awareness of mental health increases globally, the importance of mental health education has been emphasised [1]. Though the definition of 'mental health' is still being debated, multidisciplinary international research identified its core concept as 'the ability or capacity of a person to effectively deal with or change his/her environment' [2]. Likewise,
>
> ● リファレンスのセクション ⇨ 出てきた順（番号順）
>
> **References**
>
> [1] Y. Kotera, P. Green, and D. Sheffield, "Mental health of therapeutic students: relationships with attitudes, self-criticism, self-compassion, and caregiver identity," *British Journal of Guidance and Counselling*, 2019, doi: 10.1080/03069885.2019.1704683.
>
> [2] L. A. Manwell et al., "What is mental health? Evidence towards a new definition from a mixed methods multidisciplinary international survey," (in eng), *BMJ open*, vol. 5, no. 6, pp. e007079-e007079, 2015, doi: 10.1136/bmjopen-2014-007079.

　したがって，何か新たな引用アイテムを最初のほうに追加してしまうと，のちの引用番号を変更する必要性が出てきます。たとえば，例にあげた箇所で，[1] と [2] の間に新たな文献を引用すると，新たな文献が [2] となり，現在 [2] のものが [3] となり，その後の文献の番号もずれていきます。

　私も過去にソフトウェアを使っていない時代に，番号方式の論文で，新たな論文をイントロダクションに２件ほど足さないといけないことがありました。全部で 80 件ほどのリファレンスがあったので，非常に手間と時間がかかったのを覚えています。リファレンスソフトを使うとそのような手間を省くことができます。

　リファレンスソフトの代表的なものとしては，EndNote, Mendeley, Zotero などがあり，これら３つは無料版も存在します。また有料ですが比較的少ないコストで使えるものとして Paperpile といったものもあります。Google ドキュメントをよく使う私の知人は，対応する Paperpile を利用しています。少し調べてみると，Zotero も Google ドキュメントに対応させることが可能なようです（Zotero ⇒QR）。こ

のような情報はソフトウェアの更新にともない変わる可能性があるので，その都度，チェックするとよいでしょう．

▶ リファレンスソフトに関するリンク

関連リンクを以下にあげておきます．

> **🔗 リファレンスソフトのリンク**
>
> ● **EndNote**
> https://endnote.com/?language=ja (→QR)
>
>
> ● **Mendeley**
> https://www.mendeley.com/?interaction_required=true (→QR)
>
>
> ● **Zotero**
> https://www.zotero.org/ (→QR)
>
>
> ● **Paperpile**
> https://paperpile.com/ (→QR)
>

大学や研究機関に属している人は，組織としてライセンスを購入している場合もあるので，チェックするとよいでしょう．多くの大学では図書館がそうしたライセンスなどを管理しているので，担当部署が見当たらない場合はまずは図書館のスタッフに聞いてみてください．そして，あなたの大学がライセンスをもつソフトウェアがあれば，そのトレーニング教材もあるはずです．それを見ながらインストールの方法や使い方を覚えましょう．また YouTube にもリファレンスソフトに関する動画があるので（例：『論文執筆の必須アイテム EndNote Online を使ってみよう』：Web of Science Training Japan, 2023 (→QR)）それらを参考にするとよいでしょう．

そして，論文のリファレンスをソフトウェアで書いたら，最後は必ず人の目で確認してください。たまにエラーを発見することがあります。リファレンスを使う知識・スキルについては私もまだまだ学ぶことがたくさんありますが，情報収集をしながら高めたいと思っています。

ソフトウェアを上手に使いこなせば，文献レビューを書く際にも非常に役立つそうです。「そうです」と書いたのは，私も基本的なことはできますが，複雑なことはまだできないからです。こうした情報はたとえば大学であれば，図書館や研究オフィスが定期的なトレーニングを提供していることが多いです。またそのような組織がオンラインで情報を公開しているものもあります。たとえば，サウサンプトン大学の EndNote: Reference management software のようなページもあります（University of Southampton, 2024 ➡QR）。こちらもURL（https://library.soton.ac.uk/endnote/systematic-reviews）からわかるように図書館が運営 をしているページのようです。

5 査読者の査読ポイントを頭に入れておく

提出された論文は，編集長と2名以上の査読者が審査をします。ですので，査読者が何を意識しながら査読するのかを頭に入れながら書くことで，リジェクトされにくい論文を書くことができます。査読者のためのガイダンスは学術誌の出版社のサイトなどで公表されている場合があります。たとえば，ワイリーは以下の6つの質問を念頭に置いて査読するように勧めています（Wiley, 2024 ➡QR）。

ワイリーの査読における6つの質問

1. その研究が扱う主要な問題は何か？　それは重要で興味深い問題か？

☞ 大学などの組織はいろいろな部署があり，どこに何を聞いたらよいのかわからないこともあると思うので，（「イギリスの大学の場合は」ということになるかもしれませんが）できる限り，この部署に聞いたらよい，ということも述べていきたいと思います。

第3章　論文執筆の準備作業　059

> 2. そのテーマは独創的（オリジナル）か？ 同じ分野の他の論文と比較して，何を追加しているか（付加価値）？
> 3. 論文はよく書けているか？ 文章は明快で読みやすいか？
> 4. 結論は提示されたエビデンスと一致しているか？ 上記の提起された主要な問題に答えているか？
> 5. 著者が現在，その研究分野で一般的に合意されていることに対して，大きく異論を唱えている場合，実質的な根拠があるか？ そうでない場合，彼らの主張を信用できるものにするには何が必要か？
> 6. 論文に表や図が含まれている場合，それらは論文に何を付加しているか（理解を助けるものなのか，それとも余計なものなのか）？

多くの学術誌では，2名の査読者のうち一人がリジェクトだと判断をすると，その時点でリジェクトとなるケースが多いです。両者が修正要求をし，かつ編集長もそれに同意をしたら，次のラウンドに進めます。

またゲームについて研究をするカナダのウォータールー大学のナッケ教授によると，論文がリジェクトされる理由の代表的なものには以下があると言います（Nacke, 2023 →QR）。

リジェクトの代表的理由

1. 独創性（オリジナリティ）がない
2. 書くスキルがない
3. 研究方法に欠陥がある
4. 研究デザインが不適切
5. データに一貫性や正確性がない
6. 学術誌が求めるフォーマットや条件に沿っていない
7. 不適切な分析
8. 論文の構成が整っていない
9. その分野に貢献できるものがない

9個と，なかなか多いですが，論文を書きながら，または書いた後にこれらのチェックポイントを振り返ると有効でしょう。次章からは実際に書いていく過程（第2部）に入ります。

worksheet

書き始める前の準備

3.1.

ズバリ何が言いたいか？（専門外の人でもわかる言葉で端的に）

フィードバックをもらった後の修正版

3.2.

提出する学術誌
☞ 必要であればフォーマットの概要も少しメモしておいてもよいかもしれません（例：字数制限，引用スタイル，オープンアクセスか）

▶第一ターゲット

第 3 章　論文執筆の準備作業　061

worksheet

▶第二ターゲット

▶第三ターゲット

査読ポイントのチェック

☞ 書きながら，もしくは書いた後に査読ポイントに対応しているかを確認しましょう。

3.3.

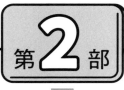

書いていく

　この部ではいよいよ英語論文を書いていきます。第1部ですでに，読み手としての論文の構成要素の見方には一通り触れました。第2部では書き手として実際に必要となる知識や押さえておくべき具体的な情報，そして執筆の要諦について，要素ごとに章を設けて詳しく見ていきます。まずは，イントロダクションの最後に書く「研究目的」そしてその次の「メソッド」から書き始めるのが最も効率よく進められるでしょう。

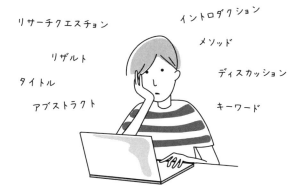

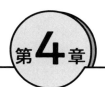

リサーチクエスチョン

　前章のワークシートをされた方はすでに書かれているかもしれませんが、この研究で何を明らかにしたいのか（つまり「研究目的」）をイントロダクションの最後の部分に書きましょう。研究目的を設定する際に大事になるのがリサーチクエスチョン（RQ）です。RQ に答えることで、研究目的が達成されるように設定をする必要があります。

1 リサーチクエスチョンとは

　フロリダ大学のリポウスキー教授は、良い RQ を次のように定義しています。

良い RQ とは

"A research question is a narrow, challenging question addressing an issue, problem, or controversy that is answered with a conclusion based on the analysis and interpretation of evidence" (Lipowski, 2008)

訳
リサーチクエスチョンとは、問題、課題、論争に取り組む、狭くて挑戦的な質問のことで、証拠の分析と解釈に基づいた結論で答えが示される。

　特にメンタルヘルスの分野においては、何らかの問題や課題があり（例：患

者が経験する苦痛，ケアを提供する側の課題），その解決に役立つような，非常に具体的な問いかけが RQ だと言えます。実際に検証できるほどに具体的であり，かつ読み手にも理解してもらえるように簡潔である必要があります。

　スティーブン・フリー教授ら（Hulley et al., 2006）が良い RQ の条件として「FINER」という頭文字をあげました。これは，Feasible，Interesting，Novel，Ethical，そして Relevant の頭文字をとったものです。

FINER とは

Feasible：実現可能かどうか。この研究を現実的に実施できるかどうか
人，施設，ツール，時間，資金など，研究に必要なリソースがあるかどうかを考えることを意味します。

Interesting：興味深いかどうか
その RQ は，あなたや他の人にとって，大事だとか，面白いと思わせるものでしょうか。大事だとか，面白いと思わせる質問は，周りの人の参加度合いを高めてくれます。

Novel：新規性があるか
この質問は新しいものでしょうか。研究は，その分野に新しい何かを加えるものでなければなりません。まったく新しい質問であったり，過去の考えに対する新しい切り口であったり，他の研究が発見した結果を確認するものである必要があります。

Ethical：倫理的かどうか
参加者の権利と安全を尊重する方法で研究が計画されているでしょうか。倫理的な研究とは，人々を公平に扱い，同意を得，害を与えないことを意味します。参加対象として，人や動物を巻き込む場合は必ず倫理委員会の許可を取る必要があります。

Relevant：関連性があるかどうか
研究結果は，研究分野や社会に関係のあるものでしょうか。実際に重要な問題や課題の解決に役立つでしょうか。

　つまり良い RQ とは，現実的に研究することが可能で（実現可能），人々の興味をうながし（興味深い），新しい知識を加え（新規性），参加者を尊重し（倫理的），その分野や社会にとって重要（関連性）であるものだ，と言えます。

第 4 章　リサーチクエスチョン　065

また FINER には発展版があり，FINER を開発したフリー教授とともに研究をされた，京都大学の福原教授は，著書『臨床研究の道標：7つのステップで学ぶ研究デザイン』（福原，2013 →QR）の中で，FINER に Measurable, Modifiable, Structured, Specific を追加した「FIRM²NESS」を紹介されています。これは特に臨床研究では大事な要素です。

FIRM²NESS とは

Feasible（実現可能か），Interesting（興味深いか），Relevant（関連性があるか）に加え，

Measurable：科学的に測定が可能か
特に量的な研究では，関連する要素を変数にする必要があります。それらを図る尺度はあるのか。そして，対象グループに対してそれを使うことは可能か。

Modifiable：要因や介入が修正可能か
また，アウトカムが改善可能か。研究で何らかの症状に関して，大きく影響する要因がわかっても，その要因を修正できなかったり，関係する介入が修正できなければ，「面白い研究」であるだけで，肝心のアウトカムを改善することができません。

さらに，Novel（新規性があるか），Ethical（倫理的か）に続き，

Structured：構造化されているか
Specific：具体的か

　最後の2つのSに関しては，RQ に関するフレームワークがあるので，それを使い，構造的かつ具体的に考えることができます。次に見ていきましょう。

2 リサーチクエスチョンのフレームワーク

　効果的な RQ を設定するためのフレームワークには多々ありますが，よく教えられるものの一つが PICO です（Richardson et al., 1995）。PICO は Population

（Patient, Problem とされることもあります）, Intervention, Comparator（Control とされることもあります）, Outcome の頭文字をとったものです。Comparator は研究デザインによっては省かれることもあります。

PICO とは

P：Population（Patient, Problem）…対象グループ（患者，問題）
I：Intervention…介入
C：Comparator（Control）…比較（対照）
O：Outcome…結果

　たとえば先日，指導する学生の中で「セルフ・コンパッションが，障害をもつ子どもの親に良いのか調べたい」という人がいました。そこで PICO を使って話をして，明確にしていきました。よく聞くと，セルフ・コンパッションの介入を，障害をもつ子どもの親に対して提供し，子育てストレスが軽減するか，これを何の介入もしない親のグループと比較するということでした。これを PICO に当てはめると，次のようになります。

PICO の具体例
P：障害をもつ子どもの親
I：セルフ・コンパッション介入
C：無介入
O：子育てストレス

　もちろん以降のメソッドでは，ここからさらに明確にしていく必要がありますが，最初の「セルフ・コンパッションが，障害をもつ子どもの親に良いのか調べたい」という漠然とした考えから，かなり構造的に，そして，具体的になりました。
　RQ のフレームワークには PICO の他に，PEO（Population/Problem/Patient, Exposure, Outcome。PICO の IC が E［暴露］に変わったもの）や PICOC（PICO に新たな C［Context 状況］が加わったもの），SPIDER（Setting［状況］，Population or Perspective［誰の視点か］，Intervention, Comparison, Evaluation［アウトカムをどう評価するか］）などなど，いろいろなものが存

第 4 章　リサーチクエスチョン　067

在します（Critical Appraisal Skills Programme ➡QR）。自分の研究デザインに対して，何が良いかを考えながら使い分けるのがよいでしょう。その中でもまずは PICO を使いこなすことが，第一歩になると思います。

このようなフレームワークは研究の RQ を設定する場合だけではなく，文献レビューを書く際に，どのような論文や情報源を集めて，どのようなものを捨てるのかを考える際にも役に立ちます。ここではメインポイントではないので，軽く触れる程度にしますが，以下，私どもが，森林浴のメンタルヘルスの影響を分析したシステマティックレビューとメタ分析で PICO を使った例です（Kotera, Richardson, et al., 2020；☞図 4-1）。

Table 1 Extended PICO for this review
From: Effects of Shinrin-Yoku (Forest Bathing) and Nature Therapy on Mental Health: a Systematic Review and Meta-analysis

Review questions	How effective is shinrin-yoku in helping to improve mental health outcomes? What quantity and quality of evidence is reported?	
	Inclusion criteria	Exclusion criteria
Population	Any population	–
Intervention	Shinrin-yoku (forest bathing) and nature therapy	Others (e.g. only examining one or few sensory stimulus such as smell of trees or view of forest from a window; combined with other therapies, except for mindfulness and walking*).
Comparator	Any comparator including no intervention	–
Outcomes	Mental health measures (depression, anxiety, stress and anger) used at least at pre- and post-intervention	Other measures used
Study design	Empirical intervention study	Single case studies, qualitative studies, reviews, discussion articles, articles introducing theories/concepts/models/applications
Other	Published in a peer-reviewed academic journal in English	Conference proceedings, theses, dissertations

*Interventions combining shinrin-yoku and mindfulness and/or walking were included as they are common in shinrin-yoku practice, immersing with nature while paying attention to five senses (Miyazaki 2018)

図 4-1　PICO の使用例（Kotera, Richardson, et al., 2020）

ここであげたポイントに注意をしながら，RQ をイントロダクションの最後の部分に書いたら，次章で紹介する「メソッド」に取りかかりましょう。

書くときの心構えとしては，習字をしているわけではないので，どんどん書いて，外に出していきましょう。書いた後で「違うな」と思ったら，消せばいいだけの話です。私の経験上，ゼロ，つまり真っ白な状態から，何かを書いていく過程が最も難しく，書いてあるものを修正するのは，それと比べると簡単です。ですので，まずはどんどん書いていきましょう。

worksheet

リサーチクエスチョン（RQ）のチェックリスト

4.1.	設定した RQ に答えることで研究目的が達成できるか？	☐
4.2.	その RQ は実現可能（F）か？	☐
4.3.	その RQ は興味深い（I）か？	☐
4.4.	その RQ は研究分野や社会に関連性がある（R）か？	☐
4.5.	その RQ は科学的に測定が可能（M）か？	☐
4.6.	その RQ が扱う要因や介入は，修正可能（M）か？	☐
4.7.	その RQ は新規性がある（N）か？	☐
4.8.	その RQ は倫理性がある（E）か？	☐
4.9.	その RQ は構造化されている（S）か？	☐
4.10.	その RQ は具体的（S）か？	☐
4.11.	その RQ を PICO や PEO などのフレームワークで表わすことができるか？	☐

第 4 章　リサーチクエスチョン　069

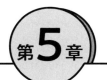

メソッド

　第2章で述べたように「どのような方法で研究を実施したかのロードマップ」がメソッドです。再現性と妥当性が特に問われる部分です。研究倫理やシステマティックレビューの事前登録などではメソッドに関する情報が多く問われます。また，これも前述の通り，研究経験があまりない人は，メソッドは料理のレシピだと思ってください。以下，メソッドの説明について，もう一度見てみましょう。

> **メソッドとは**
>
> 研究や論文の経験があまりない人はメソッドとは料理のレシピのようなものだと考えるとよいかもしれません。イントロダクションで「だんだん寒くなってきましたね。でも寒いときの定番料理って作るのに手間がかかって大変ですよね。なので今日は体を温めてくれて，かつ簡単に作れる料理をご紹介しましょう」という前置きをして，メソッドではレシピに入ります。材料の説明だったり，使う器具の紹介，そして，料理の全工程を説明します。そして実際に作っていきます。こうした情報を体系的に伝えることで，それを見ている人も同じような料理を作ることができます。簡単に言うと，それがメソッドです。

　ここでは書く側の視点からメソッドを書く際のコツ，注意点，心構えを見ていきましょう。

1 ターゲット誌の過去の論文から学ぶ

　第2章で述べたようにメソッドで求められるのは一般的に，以下のよう情報であることが多いです。

メソッドで求められる情報

● 研究デザイン
● 募集方法を含む参加者情報
● 尺度などの使用したツール
● 研究の手順
● 分析方法

　しかしながら，それらの部分に対するサブタイトルの表現方法や内容が学術誌によって微妙に異なります。多くの学術誌の編集者はそうした基本的な表現方法がきちんとしていないと悪い印象を抱きます。フリースタイルで提出してよいと書いてある学術誌でも，特に論文出版の経験が浅い人や，その学術誌での出版がない人は，表現方法はその学術誌で使われているものに揃えておいたほうがよいでしょう。そうすることで，リジェクトされた場合に，何が理由か断定しやすくなります。

　たとえば "*Asian Journal of Psychiatry* (AJP)" →QR であれば，メソッドセクションのタイトルは "2. Material and methods" にするように定めています。

　次に，出版されている論文がどのようにメソッドを構成しているかを調べましょう。調べる論文は，研究デザインや分析方法が同じものが好ましいです。そして可能な限り他の条件も似ていて，新しい論文がよいでしょう。多くの学術誌にはその学術誌内での検索ツールがあります。それを使うことで比較的簡単にそうした論文を特定することができます。

　たとえばAJPであれば，トップページに "Search in this journal" という検索メニューがあります（☞図5-1）。

第5章 メソッド　071

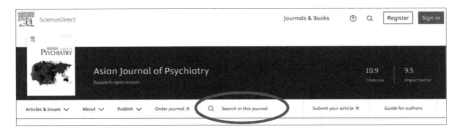

図 5-1　AJP の論文検索メニュー "Search in this journal"

　ここに，横断研究をするとして，"cross-sectional study" と入れてみましょう（☞図 5-2）。そして，論文の種類として "Research articles"，また学術誌はたまにレポーティングの方法を変える場合があるので，新しい論文を見るために，新しい順番に並べましょう。それぞれ検索ページから選択することができます。

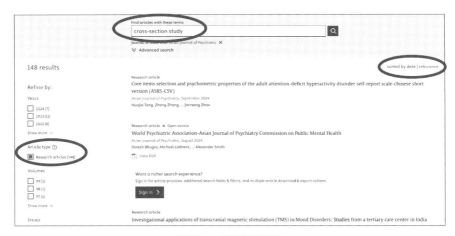

図 5-2　論文検索画面

　新しいものから順番に見ていき，横断研究をしているものをモデルとして読んでみましょう。ここで検索として出てきても，"cross-sectional study" という文字を含む論文で，実際に横断研究をしていない場合もあるので，アブストラクトなどを見て確認しましょう。
　"The risk of eating disorders following the August 4th, 2020 explosion in

Beirut and its relationship with trauma exposure and PTSD symptoms（2020年8月4日にベイルートで起きた爆発事故後の摂食障害のリスクとトラウマ曝露およびPTSD症状との関係）"という論文（全文）を見てみましょう（Bachir et al., 2023 ➡QR）。ここでメソッドはどう書かれているでしょうか。

> **メソッドの例**
> 2.1. Study sample
> 2.2. Study tools
> 2.3. Statistical analysis

比較的シンプルな3部構成となっています☝。

"2.1. Study sample" の部分ではどのように参加者をリクルートしたのか，またその期間などが書かれています。そして研究倫理許可はどこから得たのか，研究資金に関することもここに書かれています。

"2.2. Study tools" では筆者らが使ったオンラインアンケートの内容が書かれています。各部分で何に焦点を当てたツール（尺度など）を使ったのかを述べています。これを読むことで，参加者がどのような質問を受けたのかを知ることができます。

"2.3. Statistical analysis" では分析方法が書かれています。どのような分析をするのか。統計的に有意とする値をどこに設定するか。どのソフトウェアを使うのか，などが書かれています。

研究経験の浅い人のために料理のレシピに例えてお伝えすると，"2.1. Study sample" では，日の出スーパーで北海道産のじゃがいもと淡路島産の玉ねぎをどれだけ購入したとか，その購入費用はどこから確保したか，食べに来る人や料理をする環境の安全は確認したか，などが求められる情報です。"2.2. Study tools" では，どのように家で保存をして，どのように料理の準備をしたのか，つまり，一口サイズに切ったのか，臭みを取るために何かしたのか，

☝ このセクションのタイトルは "2. Methods" と，ガイドラインとは少し異なりますが，それでもアクセプトしてもらえるみたいですね。形式にあまりこだわらない編集者だったのでしょうか。

などです。そして，"2.3. Statistical analysis"ではどのように調理するのか，煮るのか，焼くのか。火の強さ，時間などを考えます。このような説明をするのがメソッドのセクションです。

メソッドの情報を知ることで自分がしている研究のメソッドを報告するときに同じように報告したり，一部少し変更して報告したりすることができます。いずれにせよ，こうしたモデルがあると書き始めやすくなります。

同じような情報収集の過程をもう1，2本ほどしてもよいでしょう。そうすることで，この学術誌ではどのようにメソッドが報告されているのかを知ることができます。

➡ 検索する技術

ちなみに検索に関してですが，**検索する技術**についても学んでおくとよいでしょう。特にシステマティックレビューなどでは検索した言葉について詳細に伝える必要があります。また論文以外の分野においても上手に検索キーを使う能力は求められます。たとえば研究助成金を応募する際にもさまざまな情報を前もって調べ上げる必要があります。その際にたとえばGoogleの検索を上手に使う能力があると効率的に情報を調べることができます。少し古い記事ですが，イギリスの大手一般新聞社であるガーディアンにGoogleの検索をプロのように使うためのコツに関する記事がありました（Gibbs, 2016 ➡QR）。また大学の図書館の検索キーやその他，研究に関する検索キーであれば，＊を使う ことでこの記号以前のスペルを使う単語をすべて検索することも可能です。たとえば，"employ*"とすることで，"employee"，"employer"，"employment"などと

いった言葉も含んで検索できます。また，ワイルドカード検索といってトランプのジョーカーのようなものでしょうか，？を入れる ことで，その部分の文字に関係なしに調べてくれる機能もあります。"p?diatric"と検索すると，"pediatric"も"paediatric"も検索してくれます。各大学にガイダンスがあると

☞ ＊を使う：truncation トランケーション検索，「先を切ること」を意味します。
☞ ？を入れる：異なる記号，$, # などを使う検索キーもあります。

思うのでそれを見つけるか，他大学のもの（例：カナダ，マクマスター大学；McMaster University, 2024 →QR ）を参考にするとよいでしょう。

2 研究デザイン別のフレームワークでチェック

それぞれの研究デザインで，何を報告すればよいのか。それをまとめた便利なフレームワークが存在します。自分の研究を計画する際（倫理申請の際など）はもちろんですが，他の研究者の研究を評価する際にも役に立ちます。

質的研究のフレームワーク例
- COREQ（Consolidated criteria for reporting qualitative research；質的研究報告の統合基準チェックリスト）→QR

量的研究のフレームワーク例　☞ 横断研究などの観察研究
- STROBE（The Strengthening the Reporting of Observational Studies in Epidemiology；疫学における観察研究の報告の強化）→QR

ランダム化試験のフレームワーク例
- CONSORT（Consolidated Standards of Reporting Trials；臨床試験報告に関する統合基準）→QR

- RoB 2（Risk-of-Bias tool for randomised trials；ランダム化試験のためのバイアスのリスクツール）→QR

混合研究のフレームワーク例
- The quality of mixed methods studies in health services research；医療サービス研究における混合研究法の質 →QR

第5章 メソッド　075

以下，例として COREQ に含まれる 32 の項目です。

Consolidated criteria for reporting qualitative studies (COREQ): 32-item checklist (Tong et al., 2007)

No. Item	Guide questions/description	Reported on Page #
Domain 1: Research team and reflexivity		
Personal Characteristics		
1. Interviewer/facilitator	Which author/s conducted the interview or focus group?	
2. Credentials	What were the researcher's credentials? e.g. PhD, MD	
3. Occupation	What was their occupation at the time of the study?	
4. Gender	Was the researcher male or female?	
5. Experience and training	What experience or training did the researcher have?	
Relationship with participants		
6. Relationship established	Was a relationship established prior to study commencement?	
7. Participant knowledge of the interviewer	What did the participants know about the researcher? e.g. personal goals, reasons for doing the research	
8. Interviewer characteristics	What characteristics were reported about the inter viewer/facilitator? e.g. bias, assumptions, reasons and interests in the research topic	
Domain 2: study design		
Theoretical framework		
9. Methodological orientation and theory	What methodological orientation was stated to underpin the study? e.g. grounded theory, discourse analysis, ethnography, phenomenology, content analysis	
Participant selection		
10. Sampling	How were participants selected? e.g. purposive, convenience, consecutive, snowball	
11. Method of approach	How were participants approached? e.g. face-to-face, telephone, mail, email	

12. Sample size	How many participants were in the study?	
13. Non-participation	How many people refused to participate or dropped out? Reasons?	
Setting		
14. Setting of data collection	Where was the data collected? e.g. home, clinic, workplace	
15. Presence of non-participants	Was anyone else present besides the participants and researchers?	
16. Description of sample	What are the important characteristics of the sample? e.g. demographic data, date	
Data collection		
17. Interview guide	Were questions, prompts, guides provided by the authors? Was it pilot tested?	
18. Repeat interviews	Were repeat inter views carried out? If yes, how many?	
19. Audio/visual recording	Did the research use audio or visual recording to collect the data?	
20. Field notes	Were field notes made during and/or after the interview or focus group?	
21. Duration	What was the duration of the interviews or focus group?	
22. Data saturation	Was data saturation discussed?	
23. Transcripts returned	Were transcripts returned to participants for comment and/or correction?	
Domain 3: analysis and findings		
Data analysis		
24. Number of data coders	How many data coders coded the data?	
25. Description of the coding tree	Did authors provide a description of the coding tree?	
26. Derivation of themes	Were themes identified in advance or derived from the data?	
27. Software	What software, if applicable, was used to manage the data?	
28. Participant checking	Did participants provide feedback on the findings?	

Reporting		
29. Quotations presented	Were participant quotations presented to illustrate the themes/findings? Was each quotation identified? e.g. participant number	
30. Data and findings consistent	Was there consistency between the data presented and the findings?	
31. Clarity of major themes	Were major themes clearly presented in the findings?	
32. Clarity of minor themes	Is there a description of diverse cases or discussion of minor themes?	

日本語にするとこのような感じでしょうか。

番号　項目	ガイドの質問／説明	報告されているページ
領域1：研究チームとリフレキシビティ 🖎		
個人の特徴		
1. インタビューする人・進行役	どの著者が，インタビューまたはフォーカス・グループを実施したか？	
2. 資格	研究者の資格は何か？　例：博士号，医学博士	
3. 職業	研究者の研究時の職業は何か？	
4. 性別	研究者は男性か女性か？	
5. 経験・研修	研究者はどのような経験や研修を受けたか？	
参加者との関係		
6. 関係構築	参加者と研究者の間で，研究開始前に関係が構築されていたか？	
7. インタビュアーに関する参加者の知識	参加者はインタビュアーについて何を知っていたか？　例：インタビューに対する個人的な意図，研究をする理由など	
8. インタビュアーの特徴	インタビュアー／進行役についてどのような特徴が報告されたか？　例：研究テーマに対する偏見，思い込み，理由，興味	

🖎 リフレキシビティ：ここでは研究者が自分自身のバイアスを認識し，それが研究結果や解釈にどのように影響を与えるかを考えることを指します。

領域2：研究デザイン		
理論的枠組み		
9. 方法論的志向と理論	研究を支えるためにどのような方法論的志向が述べられたか？　例：グラウンデッド・セオリー，談話分析，エスノグラフィー，現象学，内容分析	
参加者の選択		
10. サンプリング	参加者はどのように選ばれたのか？	
11. アプローチ方法	参加者へのアプローチ方法は？　例：対面，電話，郵便，電子メール	
12. サンプルサイズ	研究に参加した人数は？	
13. 不参加	何人が参加を拒否したか，あるいは脱落したか？　理由は？	
設定状況		
14. データ収集の設定状況	データはどこで収集されたか？　例：自宅，診療所，職場	
15. 非参加者の存在	参加者と研究者以外に誰かいたか？	
16. サンプルの説明	サンプルの重要な特徴は何か？　例：属性情報	
データ収集		
17. インタビューガイド	質問，プロンプト，ガイドは著者から提供されたか？　パイロットテストは行なわれたか？	
18. リピート・インタビュー	リピート・インタビューは実施されたか？　実施した場合，その数は？	
19. 録画・録音	データ収集のために録画または録音をしたか？	
20. フィールド・ノート	インタビューやフォーカス・グループの最中や後に，フィールド・ノートが作成されたか？	
21. 期間	インタビューまたはフォーカス・グループの期間はどのくらいか？	
22. データ飽和	データ飽和について議論したか？	
23. インタビュー記録の返却	インタビュー記録はコメントや訂正のために参加者に返却されたか？	
領域3：分析と結果		
データ分析		
24. データコーダーの数	何人のデータコーダーがデータをコーディングしたか？	

25. コーディングツリーの説明	コーディングツリーの説明を著者はしたか？	
26. テーマの導入	テーマは事前に特定されていたか，またはデータから導出されたか？	
27. ソフトウェア	必要な場合，データ管理にどのようなソフトウェアが使用されたか？	
28. 参加者のチェック	参加者から結果に対するフィードバックがあったか？	
報告		
29. 引用の提示	テーマ／発見を説明するために参加者の引用が提示されたか？　各引用は特定されたか？　例：参加者番号	
30. データと結果の一貫性	提示されたデータと結果の間に一貫性はあったか？	
31. 主要なテーマの明確さ	主要なテーマが明確に提示されているか？	
32. 小テーマの明確さ	多様なケースの記述や小テーマの議論があるか？	

　こうしたフレームワークを集めたサイトとしては，EQUATOR（Enhancing the QUAlity and Transparency Of health Research：健康研究の質と透明性を強化するネットワーク；☞図 5-3，(→QR)）であったり，CASP（Critical Appraisal Skills Programme；クリティカル評

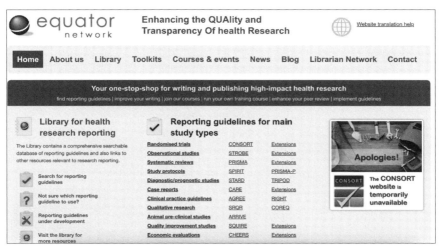

図 5-3　EQUATOR　https://www.equator-network.org/

第2部　書いていく

価スキルプログラム）といったものがあります。研究を計画する際，また他者の研究を評価する際に役に立つと思います。

またシステマティックレビューやメタ分析をするのであれば，PRISMA（Preferred Reporting Items for Systematic Reviews and Meta-Analyses，プリズマ；システマティックレビューおよびメタ分析において報告すべき項目）を使うのが一般的ですが，その研究の**事前登録**を忘れずにしておきましょう。

▶ システマティックレビューやメタ分析の事前登録

システマティックレビューおよびメタ分析といった研究は事前登録をしておきましょう。こうした研究は非常に大がかりであるものの，自分からデータを取りに行くことを必要としないので，まずは他に同じような研究がすでに行なわれていないか，また，アイデアを他の研究者から守るためにも事前登録が推奨されています。代表的なサイトとしては，**PROSPER**（International prospective register of systematic reviews；システマティックレビューの国際事前登録；☞図 5-4, →QR）があります。

臨床試験をするのであれば，日本では**UMIN-CTR**（University hospital Medical Information Network Clinical Trials Registry；大学病院医療情報ネットワーク研究センター 臨床試験登録システム →QR）があります。事前登録をする際には，論文の中のメソッドで使える多くの情報を報告する必要があるので，登録をす

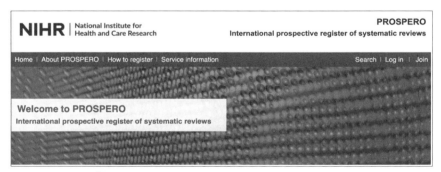

図 5-4　PROSPER　https://www.crd.york.ac.uk/prospero/

第 5 章　メソッド　081

る際には，後々書くことになる論文のメソッドをイメージしておくとよいでしょう。**効率化を目指すのであれば，事前登録する際に論文のメソッドをある程度下書きしておくとよいでしょう。**そうすることで，いざ論文を書くとなったときの時間節約となります。

またシステマティックレビューやメタ分析を事前登録せずに進めてしまった場合は，あとから登録することもできます。比較的新しいサイトですが，Protocols.io（☞図5-5，→QR ）では事後登録が可能です。最初の2, 3の登録は無料でできるようです。これも時期によってルール変更があると思うので，その都度，確認して利用するとよいでしょう。

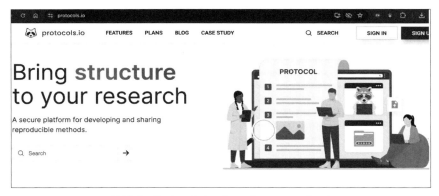

図 5-5　**Protocols.io**　https://www.protocols.io/

このようなツールの話をすると，研究経験がまだ浅い人は少し難しそうだな，とか，怖いなと感じるかもしれません。しかし，多くの場合，それほど複雑ではありません。それぞれのツールは回答しやすいような質問に分類されており，それらに答えることで，そのツールを使うことができます。また，**読むだけよりも実際に自分の研究で使ってみることで，深く理解をすることができます。**まずは自分の研究に適するものを使ってみる。そこで，使い勝手がどうなのかを体感してみましょう。そして，わからなければ，過去に同じツールを使った研究を見つけて，どのように使われているのかを勉強しましょう。そうして一つひとつ経験を積んでいくことで，スキルと理解を一歩ずつ高めることができます。

📎 COREQ の記入例が見られる論文

- Giovannetti AM, Pietrolongo E, Borreani C, Giordano A, Schiffmann I, et al. (2020) Conversion to secondary progressive multiple sclerosis: Mul tistakeholder experiences and needs in Italy. *PLOS ONE 15*(2): e0228587. https://doi.org/10.1371/journal.pone.0228587 (→QR)

- Seinsche, L., Schubin, K., Neumann, J., & Pfaff, H. (2023). Employees' resources, demands and Health while working from home during COVID-19 pandemic— A qualitative study in the public sector. *International Journal of Environmental Research and Public Health 20*(1), 411.
https://doi.org/10.3390/ijerph20010411 (→QR)

📎 STROBE の記入例が見られる論文

- Kotera, Y., Ronaldson, A., Hayes, D., Hunter-Brown, H., McPhilbin, M., Dunnett, D., Jebara, T., Takhi, S., Masuda, T., Camacho, E., Bakolis, I., Repper, J., Meddings, S., Stergiopoulos, V., Brophy, L., De Ruysscher, C., Okoliyski, M., Kubinová, P., Eplov, L., Toernes, C., Narusson, D., Tinland, A., Puschner, B., Hiltensperger, R., Lucchi, F., Miyamoto, Y., Castelein, S., Borg, M., T, G., Meng, R., Sornchai, C., Tiengtom, K., Farkas, M., Moreland, H., Moore, E., Butler, A., Mpango, R., Tse, S., Kondor, Z., Ryan, M., Zuaboni, G., Elton, D., Grant-Rowles, J., McNaughton, R., Hanlon, C., Harcla, C., Vanderplasschen, W., Arbour, S., Silverstone, D., Bejerholm, U., Ling, C., Ochoa, S., Garcia-Franco, M., Tolonen, J., Yeo, C., Charles, A., Henderson, C., & Slade, M. (2024b) 28-country global study on associations between cultural characteristics and Recovery College fidelity. *npj Mental Health Research, 3*.
https://doi.org/10.1038/s44184-024-00092-9 (→QR)

- Ruth, M. M., Nicola, G., Abdulmajid, A., Duff, B., Julie, B., Eleanor, G., Mike, L., Robert, L., Naveed, S., Sally, S., Ian, F., & Jennifer, L. (2021). SurgiCal Obesity Treatment Study (SCOTS): a prospective, observational cohort study on health and socioeconomic burden in

treatment-seeking individuals with severe obesity in Scotland, UK. *BMJ Open, 11*(8), e046441.
https://doi.org/10.1136/bmjopen-2020-046441 （→QR）

3 報告が必要な言葉は文頭に

　メソッドにおいて必要な研究方法に関する情報を提示するときは，できるだけ文頭に必要情報を書きましょう。論文のあらゆるところでもそうですが，特にメソッドでは「報告すべき情報があるかどうか」が焦点となります。短時間で論文の評価を下したい査読者にとって，わかりやすく文頭に必要事項がある論文はスラスラと読み進めてもらえます。逆に，どこに書いてあるかわからないような論文はストレスとなり，その時点でアウトとなります。たとえどこかに書いていたとしても，読んでもらえなければ筆者側のプレゼンテーションミスとなります。

　たとえば，次の文章で"climate change（気候変動）"を強調したいとしましょう。そこで以下，2つの文を比較してみてください。

> **例**
> 1. "In tropical rainforests, the impact of climate change on biodiversity is significant."
> 2. "Climate change significantly impacts biodiversity in tropical rainforests."

　どちらも「気候変動は熱帯雨林の生物多様性に大きな影響を与える」という意味の文章ですが，読み手に「気候変動」を強調したい場合は，例2のほうが良い文章だと言えるでしょう。文頭にあるので，「この文章は気候変動に関するものだ」とすぐに理解をしてもらうことができます。もちろんすべての項目を文頭に書くことは不可能ですが，書くコツとして，査読者がチェックしそうな事柄をできるだけ文頭にもってくるようにしましょう。

このように同じ意味の英文でも，忙しい**査読者**にスムーズに理解してもらうようにはどうしたらいいか細部に注意を払うことも必要です。ただ伝えるのではなく，読み手にとっていかに読みやすくするかを考えることは非常に大切です。詰まるところ，**査読者が読み間違えた判断をしても，その影響を受けるのは著者の方**です。そのようなリスクを減らすためにも読みやすさ，そして誤解されなさ，を考えましょう。

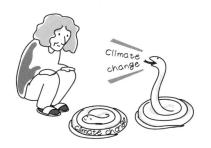

4 メソッド以外のことは書かない

　メソッドに関係のない，他の部分で報告されるべき内容をメソッドに書いてしまうのもよくあるミスです。もちろん他の部分でもこうしたことは見られますが，特にメソッドに関する間違えは多いです。逆にメソッドの内容をイントロダクションやリザルトで伝えていることもあります。考えられる理由の一つとして，メソッドを書いているうちに，メソッドで書かなければならない事柄を忘れてしまう場合があると思います。メソッドはどのような方法で研究がなされたのかを伝える部分です。そこからどういった結果が出たとか，わかったことは何かなどはメソッドではありません。他のところで伝えましょう。

　先日も私がシステマティックレビューの指導をしていたメンティーが，当初書いたイントロダクションの文末を，以下のように締め括っていました。

> **例**
>
> "Accordingly, we conduct a systematic review about…following the PRISMA framework."
>
> **訳**
>
> 「したがって，PRISMA の枠組みに従って，……に関するシステマティックレビューを行なう。」

しかし，「PRISMA を使ったかどうか」はイントロダクションで研究の必要性や目的を伝えることとは無関係です。この情報はメソッドに来るべきです。このように，書きながら「この情報はどのセクションに置くべきだろうか」と自問しながら進めることが大切です。

これは非常にシンプルなことかもしれませんが，多くの人ができていないことです。**「問われている情報を問われているところに書く」**ということです。論文であれば，メソッドに関する情報はメソッドに書き，リザルトの情報はリザルトに書く，ということです。また研究費を応募するのであれば，問われている項目に対して，その答えとなる情報を書いていく。非常に大事なことです。つまり，頭の中にある情報をいかに相手が欲しいかたちで提供するのか。これは文章を書く人にとって大事なスキルです。**自分の好きなことを好きなかたちで書くのではなく，相手が求めている情報を求められているかたちで書くようにしましょう。**

たとえばチームスポーツをしたことがある人は同じような経験があるかもしれません。野球にしても，相手が取りやすい送球をしなさいとよく言われます。**名手と言われる元ヤクルトの宮本慎也さんもそのことを考えて，相手のどこを目がけて投げたらいいのか，ボールがどう回転したらいいのかなどを考えて送球する**と言っています。論文にしても，研究費にしても，審査する人がいます。彼らが読みやすいと思わなければ，良いものだと思ってもらえる可能性は低くなります。「問われている情報を問われているところに書く」。もっと理想は**「問われている情報を問われているところに問われているかたちで書く」**。徹底すべきことです。

worksheet

メソッドのチェックリスト

5.1.	［メソッドを書く前］ターゲットの学術誌で，同じような研究デザインを使う論文では，どのようにメソッドが報告されているか？	
5.2.	［メソッドを書く前］使うべき研究デザインのフレームワークはどれか？	
5.3.	［メソッドを書いた後］必要事項が文頭など見やすい箇所に書かれているか？	☐
5.4.	［メソッドを書いた後］他の部分で書くべき情報をメソッドに書いてしまってないか？	☐

第5章　メソッド　087

リザルト

　前述したように「メソッドに書いた方法で分析したら，どのような結果が出たか」がリザルトです。料理で言うならば，レシピ通りに料理をして，どのようなものができたのか，です。ここでは注意点を5つ見ていきましょう。

1 メソッドのかたちを維持して結果を報告する

　注意点の1つ目は，メソッド（特に分析手順）のかたちを維持して結果を報告することです。これにはさまざまな利点があります。まずは読みやすさです。メソッドで説明された通りにリザルトが説明されるので，当然流れがつかみやすく読みやすいですね。次に，メソッドで行なうと言ったことを忘れずに報告できることです。それぞれのメソッド項目を網羅していくので，報告もれを防ぐことができます。3つ目に，各メソッド項目に沿ってリザルトを報告することで，メソッドで書くべきことを書いていなかった場合に，リザルトを書きながら気づくことができます。そうすればメソッドを修正することができます。前述したように報告する内容がメソッドであればメソッドに，リザルトであればリザルトに書かなければいけません。つまり，メソッドのかたちを維持して報告すると，「読みやすくなる」「報告もれが防げる」「メソッドの改良ができる」といった利点があるのです。
　たとえば，料理のレシピを説明する際に，次のように説明をしていたとします。

> ┌─── **メソッドの例：料理のレシピ** ───┐
>
> 1. ご飯はこのようにして炊きます。
> 2. おかず A はこのようにして作ります。
> 3. おかず B はこのようにして作ります。
> 4. デザートはこのようにして作ります。

　この場合，リザルト（どのようなものができたのか）を報告するのであれば同じ順番で書いていきましょう。

> ┌─── **リザルトの例：料理のレシピ** ───┐
>
> 1. ふっくらとしたご飯ができました。
> 2. おかず A は香ばしく出来上がりました。
> 3. おかず B は少し焦げが強かったようです。
> 4. デザートは少し甘すぎました。

　こうすることで，読みやすく（次に何が来るか想定できる），報告もれを防ぎ，リザルトを書いているときにメソッドを改良することもできます。たとえば，「3. おかず B は少し焦げが強かったようです」と書いているときに，「そういえば，火の強さをメソッドに書いていなかったな」と気づくことができるかもしれません。

　またメソッドでは何らかのフレームワークをお勧めしましたが，引き続きリザルトでもそのフレームワークを参照しましょう。たとえばシステマティクレビューを書いていて，PRISMA を使ったのであれば，PRISMA チェックリストの 27 点(Prisma Statement, 2020 ➡QR)の中で，「リザルト」の領域には次の 7 つのチェックポイントがあります（☞図 6-1）。そうした点はしっかりと明確に報告しましょう。

PRISMA のリザルトチェックリスト

1. Study selection （どの研究を選んだのか）
2. Study characteristics （選ばれた研究の特徴）
3. Risk of bias in studies （バイアスのリスク）
4. Results of individual studies （各研究の結果）

5. Results of syntheses（結果の統合）
6. Reporting biases（報告バイアス）
7. Certainty of evidence（エビデンスの確かさ）

PRISMA 2020 Checklist

Section and Topic	Item #	Checklist item	Location where item is reported
RESULTS			
Study selection	16a	Describe the results of the search and selection process, from the number of records identified in the search to the number of studies included in the review, ideally using a flow diagram.	
	16b	Cite studies that might appear to meet the inclusion criteria, but which were excluded, and explain why they were excluded.	
Study characteristics	17	Cite each included study and present its characteristics.	
Risk of bias in studies	18	Present assessments of risk of bias for each included study.	
Results of individual studies	19	For all outcomes, present, for each study: (a) summary statistics for each group (where appropriate) and (b) an effect estimate and its precision (e.g. confidence/credible interval), ideally using structured tables or plots.	
Results of syntheses	20a	For each synthesis, briefly summarise the characteristics and risk of bias among contributing studies.	
	20b	Present results of all statistical syntheses conducted. If meta-analysis was done, present for each the summary estimate and its precision (e.g. confidence/credible interval) and measures of statistical heterogeneity. If comparing groups, describe the direction of the effect.	
	20c	Present results of all investigations of possible causes of heterogeneity among study results.	
	20d	Present results of all sensitivity analyses conducted to assess the robustness of the synthesized results.	
Reporting biases	21	Present assessments of risk of bias due to missing results (arising from reporting biases) for each synthesis assessed.	
Certainty of evidence	22	Present assessments of certainty (or confidence) in the body of evidence for each outcome assessed.	

図 6-1　PRISMA のリザルトのチェックリスト
https://www.prisma-statement.org/prisma-2020-checklist

　ちなみにこの PRISMA ですが，医療系でシステマティックレビューを出版した学術誌のうち，27％の学術誌で推奨されています（著者ガイドラインに掲載）（Tao et al., 2011 →QR）。また前述したように EQUATOR Network →QR でも紹介されていることから，非常に信頼性の高いフレームワークだと言えます。
　そしてメソッドでもお話したように提出予定の学術誌でどのようにリザルトが報告されているかも見ておきましょう。近年の例で同じようなデザインの研究が，どのようにリザルトを報告しているのか。ビ

ジュアルエイド（表や図）はどのようなものが使われているか等も見ておきましょう。

2 大事なことは明確に

「大事なことは明確に」というのは，特にイントロダクションの終わりで報告する研究目的，リサーチクエスチョンや仮説と関連します。これらは研究をガイドする具体的な項目なので，結果で最も大事な報告項目とも言えます。リサーチクエスチョンや仮説に対して結果から何が言えるのか，端的に明確に報告しましょう。リサーチクエスチョンが「はい・いいえ」形式の疑問文であれば，「はい」か「いいえ」で答える必要がありますし，「何か」と聞かれているのであれば，その「何か」を答えましょう。仮説であれば，その仮説は結果に支持されるのか，されないのか（supported/not supported）を答える必要があります。

そうした回答は読者に見えやすいようにしましょう。サブヘディング（小見出し）で示すことも可能ですし，リザルトの最後に一段落設けて報告することもできます（その際はリザルトの最初の文章で，回答を報告する場所を明記しましょう）。このようなかたちで，リサーチクエスチョンや仮説の回答を書く場合の出だしのフレーズとして，たとえば，次のような表現を使うと，最初の言葉を見ただけでその段落の意図を理解できるので，**査読者にとってありがたい表現**だと言えます。

> ### リザルトでの RQ の回答例
>
> "To answer our RQs…" 👉
>
> **訳**
>
> 「私たちのリサーチクエスチョンに答えると…」
>
> 👉 RQ：論文の最初にこの言葉を用いた段階で，RQ= Research Question の省略表記であることを紹介しておきましょう。

第 6 章 リザルト　091

> リザルトでの仮説の回答例

"In sum, H1 'A is associated with B' was supported. H2 …"（H = hypothesis［仮説］）

> 訳

「まとめると，仮説1『AはBと関連している』は支持された。仮説2…」

3 表や図を使う

　大事な情報をわかりやすく伝える手段として表や図があります。特にリザルトではそれらがよく使われます。まずは提出する学術誌のガイドラインを読んで，表や図の数に制限がないか，また，どのような形式でないといけないか（論文中に置いていいのか，論文ファイルの最後に置くのか，別ファイルで提出するのか。タイトルは表・図の上に来るのか，下に来るのかなど）を理解しましょう。APA 7thのリファレンスを指定する学術誌に提出するのであれば，APA 7thの表作成のルール（American Psychological Association, 2021 ➡QR）に従って作成しましょう。

　上記リファレンスのリンクにも説明がありますが，APA 7thの特徴として，基本的に，横の線は引きますが，縦の線は引きません。また表のタイトルは上部に来て，下部には注釈がつきます。ここでは略語を説明したり，*p*値をどう設定したかなどの説明が書かれます。以下はAPAが発行するジャーナル*Stigma and Health*で使われた表の例です（Kotera, Kotera, et al., 2022；☞図6-2）。

　研究目的への答えを一目でわかるように，表を使うこともできます。たとえば，このオランダの労働者と日本の労働者のメンタルヘルスを比べた研究（Kotera, Van Laethem, et al., 2020 ➡QR）では，分析がそれぞれのサンプルに行なわれ，違いや共通性を分析したものだったので，リザルトの最後に表（Table 4）を足して報告をしています（☞図6-3）。

　また作成する表や図の数が学術誌の制限を超えてしまう場合は，複数のもの

Table 3
Multiple Regressions: Mental Health Shame and Self-Compassion for Mental Health Problems in Indonesian Students

Variable	Depression					Anxiety					Stress				
				95% CI					95% CI					95% CI	
	B	SE_B	β	[low,	up]	B	SE_B	β	[low,	up]	B	SE_B	β	[low,	up]
Community attitudes	.13	.32	.04	−.51	.77	.42	.33	.13	−.23	1.07	.32	.32	.11	−.32	.96
Family attitudes	−.13	.35	−.04	−.82	.57	.23	.36	.07	−.48	.93	.14	.35	.05	−.55	.84
Community external shame	.34	.30	.14	−.25	.94	−.09	.30	−.04	−.69	.51	.30	.30	.13	−.29	.89
Family external shame	.55	.27	.24*	.02	1.07	.22	.27	.10	−.32	.75	−.06	.27	−.03	−.59	.46
Internal shame	.01	.27	.01	−.52	.55	.02	.27	.01	−.52	.56	−.07	.27	−.03	−.60	.46
Family-reflected shame	.08	.18	.05	−.27	.43	.29	.18	.18	−.07	.65	.20	.18	.13	−.15	.55
Self-reflected shame	.04	.19	.02	−.33	.40	.19	.19	.10	−.19	.56	.18	.18	.10	−.19	.54
Self-compassion	−3.76	1.21	−.23**	−6.15	−1.37	−3.50	1.22	−.21**	−5.91	−1.08	−3.14	1.20	−.20**	−5.52	−.76
Adj. R^2			.20					.20					.13		

Note. B = unstandardized regression coefficient; SE_B = standard error of the coefficient; β = standardized regression coefficient; CI = confidence interval. Mental health problems (depression, anxiety, and stress). Mental health shame (community attitudes, family attitudes community external shame, family external shame, internal shame, family-reflected shame, and self-reflected shame).
* $p < .05$. ** $p < .01$.

図 6-2　リザルト内の表の例 2（Kotera, Kotera, et al., 2022）

	Japanese workers	Dutch workers
Levels of Mental Health (Aim 1)	Higher mental health shame and amotivation	Higher mental health problems, work engagement and intrinsic motivation
	No statistical difference in self-compassion and extrinsic motivation	
Correlations (Aim 2)	*Commonalities*	
	- Mental health problems were positively associated with mental health shame and amotivation, and negatively associated with work engagement and intrinsic motivation	
	- Intrinsic motivation was associated with all psychological variables	
	- Work engagement was related to all psychological, apart from mental health shame in Japanese workers	
	Differences	
	Self-compassion was related to almost all psychological variables, but extrinsic motivation	Self-compassion was only related to work engagement, intrinsic and extrinsic motivation
	Age was negatively related with mental health problems	
Predictors (Aim 3)	*Commonalities*	
	- Mental health shame, self-compassion, work engagement and work motivation predicted medium size of variance in mental health problems	
	- Mental health shame and amotivation were positive predictors of mental health problems	
	Differences	
	Age and self-compassion were negative predictors of mental health problems	Work engagement was a negative predictor of mental health problems

Table 4.
Summary of the findings, comparing mental health of Japanese and Dutch workers

☞ 研究の狙い 1，2，3（Aim 1, 2, 3）についてそれぞれ，日本人労働者（Japanese workers）とオランダ人労働者（Dutch workers）の間で，共通点（Commonalities）は何だったのか，また，違い（Differences）は何だったのかを書いています。

図 6-3　リザルト内の表の例 1（Kotera, Van Laethem, et al., 2020）

第 6 章　リザルト　093

を1つにできないかを考えてみましょう。また，重要度が特に高くなければ Appendix/Supplementary file として提出しましょう。

　表や図で大事なことは，**それ単体で完結している**ということです。つまり，補助的な説明をしなくても，それを見ただけでその表や図が何を言いたいのかがわかるということです。査読者の中には文章を読む前にまずは表や図で大事な発見を理解しようとする人もいます。ですので，そこである程度の情報を理解してもらえれば，文章を読むときにスムーズに入ってもらえます。そして，表や図で何かを伝えたら，文章では重複しすぎないようにしましょう。もちろん，大事な内容であれば文章でも伝える必要がありますが，重要でない情報に関しては表や図で報告していたら，文章で書く必要はないでしょう（そのための表や図です）。

　図の場合であれば，見れる，読めるものを使いましょう。画像の解像度が低かったり，字が小さかったり色が薄くて読めなかったりするものはお勧めできません。また最近では図作成アプリもいくつか良いものが出ています（例：draw.io ➡QR）。そうしたツールも使いながら，見やすい，わかりやすい図を作りましょう。

　図や表の作成においても大事なことは，**何を示したいか**，ということです。それを明確にし，その点が見やすいようにしましょう。たとえば，あなたの研究の目的がセルフ・コンパッションに関連する心理要素を見つけるということで，その論文の中の表を作っているとします。表の中で，いろいろな研究に使った変数を書く場合，セルフ・コンパッションを最初にもってくるとわかりやすいでしょう。研究の目的は，図や表のデザインに影響します。その目的に合うように図や表を作りましょう。

　このような図や表については時々インターネットで検索をしてアイデアを集めておくとよいでしょう。引きつけるようなビジュアルエイドは SNS でも拡散 🖐 されやすく，軽視できない論文材料です。参考までにニューヨークタイムズ（The New York Times, 2020）で，いろいろなビジュアルエイドが紹介

☞ SNS で拡散：このような取り上げられ方は，オルトメトリクスという新たな指標に関係します。オルトメトリクスについては，第13章-**4**「引用されることの重要性」で後述します。

されていた記事をあげておきましょう。

> 🔗 ビジュアルエイドの例
> ● Over 60 New York Times Graphs for Students to Analyze.
>   The New York Times, 2020 (→QR)

　他にもさまざまな記事があったので，ご自身でも検索してアイデアを集めるとよいでしょう。

　料理の例で言うのであれば，**これは料理番組のカメラマンの仕事**かもしれません。伝えたいことを図や映像で示す際に，どこをズームインしたらいいのか，どのような角度が一番わかりやすいのか，また，どのような矢印やテロップがあれば料理の工程はわかりやすくなるのかも考える必要があります。リザルトの図や表もそのような要素を考えて作成しましょう。

4　結果の解釈は書かない

　リザルトではロボットになったかのように結果を報告していきます。ここで重要なのは，**リザルトでは解釈は書かないということ**です。これはよくあるミスですが，リザルトの内容を解釈したり，その影響，また，他の理論や研究とのつながりや違いを考える場所はディスカッションです。

　たとえばこのような感じです。

> **リザルトの例**
>
> Self-compassion was negatively associated with stress among the students. Cultivating self-compassion may be important to protect them from stress.
>
> 🈁 訳
> 参加した学生において，セルフ・コンパッションはストレスと負の関係性があった。セルフ・コンパッションを高めることが，彼らのストレス対策に重要かもしれない。

1 文目は結果です。分析をしたらこのような関係性がありました，ということです。しかし，2 文目はその解釈です。したがって，リザルトではなくディスカッションで書くべき情報です。

「解釈」を理解するためのフレームワークとして，「『空，雨，傘』フレームワーク」というものがあります。よく知られたフレームワークで，たとえば，コンサルタントの勝間和代さんもよくご紹介されています（例：『効率が 10 倍アップする新・知的生産術』2007 年　ダイヤモンド社）。

「空」とは，自分の目で空を見ること。つまり，事実を認識することです。家を出る前に空を見て，晴れているのか，曇っているのかを事実認識します。ここでは曇っていました。「雨」とは，「空」で事実認識をしたうえでの解釈です。曇っているので，あなたは「雨が降るだろう」という解釈をしました。「傘」は解釈に基づいての対策案です。雨が降ると解釈をしたので，その対策として傘を持っていくことにした，となります。論文作成や他のコミュニケーションでもそうですが，書いていることや話していることが，「空」つまり事実なのか，「雨」解釈なのか，それとも「傘」対策なのかを使い分けることが大事です。その意味では，リザルトは「空」に当たります。そして，ディスカッションが「雨」や「傘」になります。

文章を書いているときに，これは「空」なのか（つまり事実を述べているのか），それとも「雨」なのか（解釈を述べているのか），「傘」なのか（対策を述べているのか），冷静に判断しましょう。場合によっては，書いてから少し時間を置いて，再度読んでみることでさらに冷静に判断ができることもあります。

そして「雨」や「傘」について書いているのであれば，それはリザルトではなく，ディスカッションに書きましょう。シンプルですが，多くの人が間違える点です。情報は正しい位置に置く。つまり，聞かれていることに対して答える，ということです。

5 一貫した表現で

エンターテイメント目的の書き物やジャーナリスティックな書き物では，同

じ意味の言葉でも違う表現を使って，読者を退屈させないようにしたり，言葉の表現を楽しむことが大事だと言われることがあります。私も中学，高校，大学と，英語の授業で先生から同じ意味でも違う表現を使えと教えられました。英語の力をみる筆記試験などでも，ボキャブラリーをアピールするためにそのような指導がされるかもしれません。しかし，**研究論文においては同じ意味であれば，同じ表現を使いましょう**。違う意味なのであれば，それに沿った表現をして，違いを明確に定義しましょう。これは査読者の混乱を防ぐためです。

論文を書くこと全体に言えますが，同じ意味を表わすのであればその一つの言葉を論文中はずっと使いましょう。急に変わると，査読者は「なぜ変えたんだ？」「この文脈では別のことを意味したいのか？」などと考えます。そして，その言葉の違いがすぐに定義されていないと混乱してしまうかもしれません。査読者を混乱させるとアクセプトの可能性が下がります。**今の文章から次の文章へ，査読者にきちんと説明をして，混乱させないことが大事です**。私のイメージでは，査読者の手を取りながら，一歩一歩ともに歩く感じです。道が途切れていて査読者にジャンプしてもらわないといけないような文章ではアクセプトは難しくなります。

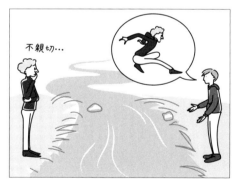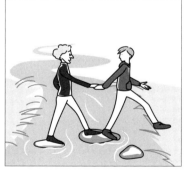

たとえば，オンラインでのメンタルヘルス介入を表現する言葉として，"digital mental health intervention" という言葉をタイトルやイントロダクションで使っているのに，リザルト（または他の箇所で）で急に "online mental health intervention" と表現してあり，そしてその周辺にその言葉の違いの説

明がないとします。そうなると，査読者はなぜ変えたのか疑問に思うかもしれません。「同じことを意味しているんだろう」と推測して読む人もいるかもしれませんが，推測させるのは研究論文では良いこととは言えません。リジェクトの可能性を増やすだけです。英語学習でよく言われることとは反対かもしれませんが，研究論文では同じことを意味するのであれば同じ表現を使います。意識して表現を統一しましょう。

worksheet

リザルトのチェックリスト

6.1.	ターゲットの学術誌で，同じような研究デザインを使う論文では，どのようにリザルトを報告しているか？		
6.2.	メソッドで選んだフレームワークに沿って報告しているか？		☐
6.3.	リサーチクエスチョンや仮説に対する答えが明確に書かれているか？		☐
6.4.	表や図といったビジュアルエイドは読者理解を促進するように使われているか？		☐
6.5.	リザルトで解釈を書いてしまってないか？		☐
6.6.	言葉の表現は一貫しているか？		☐

第7章 イントロダクション

　メソッドとリザルトが書けてからイントロダクションに取りかかります。査読者が論文を評価する際に，多くの論文がここで引っかかります。イントロダクションで「この論文はダメだな」という印象を与えたら，リジェクトになる可能性が非常に高いです。したがって，明確に簡潔に，かつ必要な情報を伝えましょう。

1 状況とキーワードを明確に説明する

　まずは研究で扱う分野，介入や症状が大きな視点で見てどのような状況，トレンドにあるのか（「大きな絵」）を簡潔に伝えます。たとえば，何かの症状であれば世界的にはどうなのかなどです。そして次に，今回の研究の対象環境（たとえば日本）ではどうなのかを伝えます（「小さな絵」）。そうすることで，今回扱うサンプルや環境が，全体に対してどのような関係性にあるのかを説明できます。

　この状況説明の中で，その論文で扱うキーワードをきちんと定義しましょう。たとえば，"Effects of self-compassion training on work-related well-being: A systematic review（セルフ・コンパッション・トレーニングが仕事関連のウェルビーイングに及ぼす効果：システマティックレビュー）"（Kotera & Van Gordon, 2021 →QR） という論文では，イントロダクションで「セルフ・コンパッションとは何か？」そ

の定義を説明しています。

> **例**
>
> Self-compassion is described by Neff (2003a) as having a keen awareness of suffering in oneself and others, which comprises three components: (i) self-kindness (being kind and understanding towards oneself), (ii) common humanity (knowing that suffering is part of human life), and (iii) mindfulness (being present here and now).
>
> **訳**
>
> セルフ・コンパッションとは，Neff（2003a）によれば，自分自身と他者の苦しみを鋭く認識することであり，3つの要素からなる：(i) 自分への親切さ（自分に対して親切であり，理解的であること），(ii) 共通の人間性（苦しみは人間生活の一部であることを知ること），(iii) マインドフルネス（今ここに存在すること）である。

　定義を示すことで，イントロダクションの後半であったり，ディスカッションにおいて，理論との関係性を考える際に，論理を展開しやすくなります。定義がないまま論文を進めてしまうと，あとから，「このリザルトはどういうことを意味するんだろう？」「この症状は，対象の症状に入るのか入らないのか？」といった疑問につながります。古い話で申し訳ないですが，ダチョウ倶楽部さんの「つかみはOK！」というネタ（？）がありましたが，定義を整える，というのはそのような役割なのかもしれません。**論文の序盤できっちりと「つかみ」を形成しておきましょう。**そうすることで，理論を展開しやすくなったり，あとで起きうる混乱を防ぐことができます。論文指導でまさかダチョウ倶楽部さんの話をするとは思いませんでしたが（笑）**論文の最初で，大事な言葉は定義しておきましょう。**

　その他，近年の流れとして専門外の人でも理解できる文章であったり，**研究者でない人でも理解できる**言葉遣いや文章が求められています。定義を提供することでそうした人たちも理解できるインクルーシブな論文となります。前述したアインシュタインの言葉 「おばあちゃんに説明できるほどじゃないと，物事を本当に理解したとは言えないよ」にもあるように，こうした書き方は，研究者の理解度を示すことにもつながります。そして，そのような論文は，他分野の人たちにも読んでもらうことができ，さらに引用される可能性が出ます。

➡ パラグラフの最後に "So what?"

　また読者に優しい文章構成のコツとして，各パラグラフの最後に結果的に何が言いたいかを書くようにしましょう。一つのパラグラフにつき，一つのメッセージを込める（これも非常に大事なことです！）わけですが，パラグラフの最初と最後がメッセージを伝えるのには最も大事だと言えます。また，文章の最後に言いたいことがあることで，読者は「なるほど，（パラグラフ中間部にある）これらの研究結果や理論を踏まえて，こういうことが言いたいんだな」と理解することができます。このような文章が書けているかを知るコツとしては，パラグラフ最後の文章に対して "So what?（だから何？）" という質問をしてみましょう。そこで，まだ文章が欠けていると思えば，メッセージ性のある文章を最後に足すようにしましょう。

　たとえば，リカバリーカレッジ ✍ の文化比較をした論文（Kotera, Miyamoto, et al., 2024）の以下のパラグラフですが，最後の文章を省いて読んでみましょう。

> **例**
>
> Evidence for cross-cultural differences remains under-developed in Recovery Colleges (RCs). This is concerning because RCs are operated in many different cultural contexts around the world. Most RC research has been conducted in Western, educated, industrialised, rich and democratic (WEIRD) countries, lacking evidence from other countries (Hayes et al., 2022; Whitley et al., 2019). In RC research, six reviews have been published to date, which included 186 studies in total (Bester et al., 2022; Crowther et al., 2019; Lin et al., 2022a; Thériault et al., 2020; Toney et al., 2018a; Toney et al., 2018b) (Supplementary Material 1). However, no empirical study has specifically focused on RCs in non-WEIRD countries. Cross-cultural understanding is essential to inform cultural adjustment of the RC operational model to non-WEIRD contexts. Meta-analyses reported notable effect differences between culturally adapted treatment and non-adapted treatment, including a five-time greater likelihood of symptom remission with culturally adapted treatment (Arundell et al., 2021; Hall et al., 2016; Rathod et al., 2018).

☞ リカバリーカレッジ：第 9 章-❶「タイトル」で詳述しています。

> **訳**
>
> 異文化間の違いに関する証拠は，リカバリーカレッジ（RC）ではまだ十分に得られていない。これは懸念すべきことである。なぜなら，RC は世界中のさまざまな文化的背景の中で運営されているからである。ほとんどの RC 研究は，WEIRD な国々，つまり，Western 西洋の，Educated 教育を受けた，Industrialised 産業が進んだ，Rich 豊かで，Democratic 民主的な国々で実施されており，他の国々からのエビデンスは不足している（Hayes et al., 2022; Whitley et al., 2019）。RC 研究では，これまでに 6 つのレビューが発表されており，そこでは合計 186 の研究が分析されている（Bester et al., 2022; Crowther et al., 2019; Lin et al., 2022a; Thériault et al., 2020; Toney et al., 2018a; Toney et al., 2018b）（補足資料 1）。しかし，WEIRD 以外の国の RC に特に焦点を当てた実証研究はない。WEIRD 以外の状況に RC の運用モデルを文化的に適応させるためには，異文化理解が不可欠である。メタ分析では，文化に適応した治療と非適応の治療との間に顕著な効果差があり，文化に適応した治療では症状寛解の可能性が 5 倍高いことなどが報告されている（Arundell et al., 2021 ; Hall et al., 2016 ; Rathod et al., 2018）。

　これでも意味はわかります。しかし，最後の文章「5 倍高いことなどが報告されている」の後に「だから何？」とまだ突っ込むことができます。そこで，読者にこのパラグラフの意図をより理解してもらうために以下の文章を足しました。

Differences in operation between RCs in non-WEIRD and WEIRD countries remain unknown.

> **訳**
>
> WEIRD な国々と WEIRD ではない国々の RC の運営における違いは，依然として不明である。

　この文章があることで，読者はこのパラグラフの意図をより理解できます。また，短時間で決断を下したい査読者にとっても，何が言いたいかが明確で，好ましい文章だと言えます。このように "So what?（だから何？）" という疑問を読者に残さないように，読者を案内することが大切です。

2 問題提起

　状況とキーワードが明確にされたら，次は問題を提起します。**この研究で解**

第 7 章　イントロダクション　103

決したい，または解決に貢献したい問題は何なのか。これがなければ「なぜその研究をするのか」わからないまま進むことになります。

　メンタルヘルスの論文においてはある程度，問題提起は簡単である場合が多いです。というのも，比較的最近の問題ですし，年々新たな問題がわかってきている分野ですので，論文において少なくとも大きな枠の中での問題提起はしやすいでしょう。

　しかし，その大枠から研究テーマに関する具体的な枠に移る必要があります。具体的には何をこの研究で解決しようとしているのかを訴える必要があります。たとえば，**1**で引用したシステマティックレビュー（Kotera & Van Gordon, 2021）では対象グループが労働者だったのですが，いかに労働者のメンタルヘルスの不調が多くの国々で問題となっているのか。そのメンタルヘルス不調から生じる経済的コストがいかに大きいのか。そうしたことがまずはこの問題提起の段階では紹介されています。

　論文はここから進んでいきますが，研究でわかったことが，これらの問題の解決に役立つという構造になります。ですので，論文を書き終わってからそこがきちんとつながっているかを確認する必要があります。**論文の質を判断する際に「一貫性（coherence）」がありますが，そのように書かれている事柄すべてがつながっていると，一貫性の高い論文だと言えます。**

3 すでにわかっていることは何か？

　問題を提起したら，それに関してすでにわかっていることを述べましょう。一部の学術誌ではイントロダクションに"Literature review"を入れなさいという指示があるものもありますが，この部分がそれに当たります。**既知のことを報告します。ここで大事なのがまとまったエビデンスを報告することです。**つまり，システマティックレビューやメタ分析などのエビデンスが統合されたもの（evidence synthesis）を報告しましょう。"Evidence Hierarchy（エビデンス階級）"というものがあります。このピラミッド型の図はエビデンスとして質の高いものを順番に示しています（☞図 7-1）。いろいろなところで紹介していま

第**2**部　書いていく

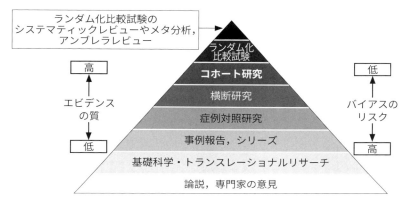

図 7-1　エビデンス階級（Wallace et al., 2022 を一部変更）

すが，以下はウォレス（Wallace et al., 2022 →QR）で紹介されたものに一部追記したものです。**既知のことを報告する際にはできるだけエビデンス階級の高い情報を使って論を展開しましょう。**

先ほどのシステマティックレビュー（Kotera & Van Gordon, 2021）では新たなトピックということもあり，セルフ・コンパッションに関する他のシステマティックレビューはさほど紹介されていませんでしたが，マインドフルネスに関するシステマティックレビューや労働者の心の健康に関するものはいくつか紹介しました。このようにテーマによってはシステマティックレビューやメタ分析が存在しない場合もありますが，できるだけエビデンスの質が高い論文を紹介したり，似た介入やトピックのシステマティックレビューやメタ分析，アンブレラレビュー☞を報告することもできます。RCT☞などの結果を踏まえながら，セル

☞ アンブレラレビュー：複数のシステマティックレビューやメタ分析をまとめて評価し，広い視点からその分野におけるエビデンスの全体像を提供するレビュー方法。言い換えれば，「レビューのレビュー」として機能するものです。通常，システマティックレビューやメタ分析は，特定の研究課題に関する研究結果を統合するものですが，アンブレラレビューは，さらにそれらのレビューや分析を複数まとめて一つのレビューに統合します。これにより，特定のテーマや領域における包括的な理解を提供し，その分野で得られたすべてのシステマティックレビューやメタ分析の結果を比較したり，一貫性を評価したりすることができるようになります。

☞ RCT：Randomized Controlled Trial のことで，日本語では「ランダム化比較試験」と表わされます。参加者を介入群と対照群に割り当て，両群を比較することで，介入に効果があるかを評価します。介入の有効性を検証するためのゴールドスタンダードとされています。

フ・コンパッションがいかに労働者の心の健康に役だったのかを述べました。

　エビデンス階級の図のピラミッドの左右には「エビデンスの質」と「バイアスのリスク」と書かれています（☞図7-1）。矢印の方向を見ると反対になっています。エビデンスの質は上に上がるほど，高いものになり，バイアスのリスクは上に上がるほど，低くなります。当然と言えば当然ですが，たとえば，システマティックレビューで該当する研究の質を分析するときに，「エビデンスの質」について報告するものや，「バイアスのリスク」について報告するものがあります。どちらかをきちんと理解して，結果報告を読むようにしましょう。そうでないと，「高い」と「低い」を勘違いして理解してしまうことになります。たとえば，研究Aを評価して，「高い」と書いてあった。これをあなたは「バイアスのリスクだな」と思って解釈をして，「研究Aは良くない」と判断したとします。しかし，著者は「エビデンスの質」を評価して「高い」としていたのであれば，本当は「研究Aは良い」という評価になります。当たり前のことかもしれませんが，よくあるミスです。その表や評価が意味するところは何か，きちんと読んで理解をしましょう。

4 まだわかっていないことは何か？

　既知のことがわかったら，次は未知のことを報告します。まだわかっていないことは何か？　この知識のギャップが今回の研究で埋めようとする空白となります（それがすべてであれ，部分的であれ）。先ほどのシステマティックレビュー（Kotera & Van Gordon, 2021）であれば，セルフ・コンパッションが労働者の心の健康に良いとされながらも，エビデンスをまとめたものがないことが未知のことでした。

　まだわかっていない未知の事柄は，このように大きなものである必要はありません。ごく特定されたのものでも結構です。たとえばある介入方法がある症状に対して，一般的には良いと知られているけれども，この対象グループに対してはどうなのかまだわかっていない。また，そのグループに対して良いとわかっていても，効果がどれだけ継続するのかがわかっていない，などというよ

うに設定をすることもできます。

　いずれにせよ大事なことは「何がわかっていないか」を明確に伝えることです。こうすることで読者はその論文の方向性を知ることができます。

　たとえば，こちらの論文では，障害をもつ学生がオンライン学習で感じる孤立感について調べました（Kotera, Chircop, et al., 2021）が，そこではこのように「まだわかっていないこと」を述べています。

例

Though Ozaydın Ozkara and Cakir (2018) reported that interactive activities reduced students' perception of loneliness among online students, loneliness among OSWD (Online Students with Disabilities) has not been studied in as much depth compared to students without disabilities. OSWD reported that the control they had over their studies and the personal touch (i.e., supportive interaction with university staff and peers) were especially important for them to succeed in online learning. On the other hand, they also reported challenges in socialising, and occasionally experienced a great amount of loneliness studying online (Kotera et al., 2019a). Though previous research identified that a sense of loneliness had a detrimental impact in continuing online learning (Blau et al., 2020), how and the nature of loneliness OSWD experience has not been investigated in depth. This is particularly important in today's educational environment: more and more students have reported increased levels of loneliness during the time of the coronavirus disease 2019 (COVID-19) pandemic (Kabashkin et al., 2021; No Isolation, 2020; O'Neill et al., 2020). Accordingly, the present study aimed to investigate OSWD's first-hand experience of loneliness and discuss possible solutions.

訳

Ozaydın Ozkara and Cakir（2018）は，インタラクティブな活動がオンライン学生の孤独感を減少させたと報告しているが，オンライン学習における孤独感について，障害をもつ学生は，障害のない学生と比較してそれほど深く研究されていない。障害をもつオンライン学生は，オンライン学習で成功するためには，自分の学習をコントロールできることと，個人的な触れ合い（すなわち，大学スタッフや仲間との支援的な交流）が特に重要であると報告した。その一方で，彼らは社交的活動に課題があることも報告し，オンライン学習で大きな孤独を経験することもあった（Kotera et al., 2019a）。先行研究では，孤独感がオンライン学習を継続するうえで有害な影響を及ぼすことが確認されているが（Blau et al., 2020）このことは，今日の教育環境において特に重要

である。新型コロナウイルス感染症 2019（COVID-19）が流行した時期に，孤独感のレベルが高まったと報告する学生が増えている（Kabashkin et al., 2021; No Isolation, 2020; O'Neill et al., 2020）。したがって，本研究では，障害をもつオンライン学生の孤独感の実体験を調査し，可能な解決策を議論することを目的とした。

このようにオンライン学習で感じられる孤独感についての研究はされているものの，障害のある学生が感じる孤独感については研究があまりなされていない，というのが「まだわかっていないこと」であり，本研究ではそこを研究する，という流れになっています。

5 なぜこの研究が必要なのか？

　問題提起，既知の事柄，そして，未知の事柄を述べてから，なぜこの研究が必要なのかを述べていきます。ここでは**問題提起の内容とつなげると一貫性が出ます**。たとえば，「労働者のメンタルヘルス不調が深刻である（問題提起）。セルフ・コンパッション介入が労働者のメンタルヘルスに良いという研究がいくつか出てきているが（既知），まとまったエビデンスがない（未知）」とした場合（実際の論文では書いていないですが，例として），「この研究ではセルフ・コンパッション介入の労働者への効果のエビデンスをまとめることで，どのようなセルフ・コンパッション介入がどのようなアウトカムに効果があるのかを理解することができる」とか「それらを理解することで，労働者のメンタルヘルスに関わる職業にある人がより良い決断をできる」などというように必要性を述べることができます。

　ここまでくると読者は「なるほど，だからこの研究が必要なんだな」と研究の背景を理解できます。必要性に訴えかける際には，その研究をすることでどのようなメリットがあるのか。またその研究がないことでどのようなデメリットが

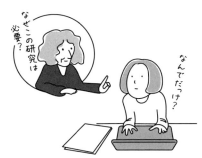

あるのかを述べることが有効です。

　実際の論文でこれを書いていない理由としては，セルフ・コンパッションの
エビデンスが当時はまだまだ発展途上で，ここまで具体的に述べる前にすでに
研究の価値があると査読者が判断したことが考えられます。

　また先ほど例にあげた障害をもつ学生のオンライン学習の論文（Kotera,
Chircop, et al., 2021）ですが，「なぜこの研究が大事か？」という問いかけに
対しては，オンライン学習が活発に使われていることがあげられます。

> **例**
>
> This is particularly important in today's educational environment: more
> and more students have reported increased levels of loneliness during the
> time of the coronavirus disease 2019 (COVID-19) pandemic (Kabashkin et
> al., 2021; No Isolation, 2020; O'Neill et al., 2020).

> **訳**
>
> このことは，今日の教育環境において特に重要である。新型コロナウイルス感染症
> （COVID-19）が流行した時期に，孤独感のレベルが高まったと報告する学生が増えて
> いる（Kabashkin et al., 2021; No Isolation, 2020; O'Neill et al., 2020）。

　問題提起をして，わかっていること，わかっていないことを明確に伝えたら，
ある程度，査読者も研究の必要性を理解できますが，最後に改めて，なぜこの
研究が大事かを伝えましょう。査読者に「なるほど，この研究は大事だ」と思っ
てもらえれば，アクセプトの確率は高まります。

6 知識のギャップをこの研究がどう狭めるか？

　ここではまだイントロダクションなのでメソッドに関することを書くのはふ
さわしくないですが，端的にこの研究では何をして，何を明確にして，それが
知識のギャップをどう埋めるのかを述べましょう。たとえば，セルフ・コンパッ
ションの例では研究の必要性のところで「どのようなセルフ・コンパッション
介入がどのようなアウトカムにつながるのか」と述べているので，「今回の研
究では介入方法の詳細（介入プロトコルや介入の長さ，頻度，介入者）とア

ウトカム（使用した尺度）についてまとめていく」などと述べることができます。

障害をもつ学生のオンライン学習の論文（Kotera, Chircop, et al., 2021）でいうと，最後の一行がこれに当たります。

> **例**
>
> Accordingly, the present study aimed to investigate OSWD's first-hand experience of loneliness and discuss possible solutions.
>
> **訳**
>
> したがって，本研究では，障害をもつオンライン学生の孤独感の実体験を調査し，可能な解決策を議論することを目的とした。

このように多くの場合，非常に端的な情報で十分です。詳細な研究方法はメソッドで書くので，大まかな方向性を示すだけでよいでしょう。

7 研究目的やリサーチクエスチョンおよび仮説

第4章でも述べたように，イントロダクションの最後に，端的に研究目的やリサーチクエスチョン（RQ），時には仮説を述べましょう。一旦書いた研究目的やRQをここでまたイントロダクション全体を踏まえて調整しましょう。端的に1～3つあればよいと思います。読みやすさを考えると多くても5つくらいが上限かもしれません。**これらの項目はこの後のメソッドを読んでいく際に非常に重要な項目なので，読者が大事な点に集中できることが大事です。**そのためにはやはりあまり多すぎると大事な点をアピールできないのでよくないでしょう。

研究目的やRQ，仮説に沿って，その後のメソッドやリザルトが書かれていきます。ここに一貫性があると読者も読みやすく感じてくれます。また場合によっては前項 6 で述べたことを研究目的やRQ，仮説の後に書くこともあります。長くないことが多いので，研究目的やRQ，仮説を説明する情報として短く書くこともできます。たとえば，学術誌のターゲットが患者グループを含む場合などは，それらの研究目的やRQ，仮説を明らかにすることでどのようなメリットが患者にあるかを簡潔に書くことを求められることもあります。

worksheet

イントロダクションのチェックリスト

7.1.	大事な言葉は定義されているか？	☐
7.2.	今回の研究で対象とする問題が書かれているか？	☐
7.3.	研究対象の事柄についてわかっていることが述べられているか？	☐
7.4.	研究対象の事柄についてわかっていないことが述べられているか？	☐
7.5.	研究の必要性は説明されているか？	☐
7.6.	この研究がどの知識ギャップを埋めるのかが述べられているか？	☐
7.7.	研究目的やリサーチクエスチョンまたは仮説が述べられているか？	☐

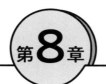

ディスカッション

　イントロダクションが書けたら，論文のずーっと後に進んでディスカッションを書き上げます。リザルトで出た研究結果が「どういう意味なのか」を考えるのがディスカッションです。したがって，まずは研究の背景と研究結果を端的に述べて，どのような意味があるのかを他の研究や理論と合わせて考えていきます。研究の弱さや結論を述べるのもこのディスカッションです。他の分野でもそうですが，メンタルヘルスの研究は実際に心の問題を抱える人がいて，彼らのメンタルヘルスを改善させるために行なわれます。ですので，研究もそうした人たちにどのようなメリットがあるのか。または，そのような人たちを支える人や仕組みについてどのようなメリットがあるのかを述べる必要があります。ディスカッションの大事な点について以下，見ていきましょう。

　研究の経験がまだ浅い人にとって，このディスカッションとは，料理番組で言うところの，食べた後の感想だと考えるとわかりやすいかもしれません。メソッドというレシピに沿って料理をして，料理ができた（リザルト）。そして，それを見て，香りを楽しんで，食べてみて，なぜこのような料理になったのかを考える。それがディスカッションです。もしかしたら，見た目が非常に良くて，食欲をそそるものかもしれません。であれば，夏場の暑くて食欲が出ないときにもってこいかもしれません。また，食べてみて，ちょっとニンジンに固さが残っていた。であれば，次回，料理するときはニンジンを前もって茹でてから足すなどの方法が求められるかもしれません。つまり，できた料理に対して，なぜそのような料理になったのか，誰に（またはどのような状況で）この料理は特に好まれるか，次回料理するときはどうしたいか，などを考えるのがディスカッ

ションです。ディスカッションの最後のほうには，リミテーション・セクションといって研究の弱点を並べる箇所がありますが，これは今回の料理過程での弱点を述べると考えてください。今回，このタイプのコンロしかないので，これを使ったが，もしあれば，こちらのタイプのコンロで焼いたほうがよいだとか，今回食事をする人たちが，みんな脂っこいものが好きだったから油を数箇所に使ったが，油を控えたいという人が食べる場合は，油はこことここだけ使ったらよい，などです。リミテーションを読むことで，次に同じような料理をしようと考えている人が，自分の料理を改善するアイデアを得ることができます。

■1 まずは研究の要点を伝える

　ディスカッションの最初にすべきことは研究の要点を伝えることです。端的に研究の目的や結果の大事なところを伝えましょう。**登山にたとえるならば，ここで一旦後ろを見て整理をして，そこからディスカッション**，つまり，結果が何を意味するかを考えていきましょう。

　第7章で取り上げたセルフ・コンパッションのシステマティックレビュー（Kotera & Van Gordon, 2021）では，以下のように書いてあります。

> **例**
>
> This PRISMA-based systematic review appraised the quality of evidence for eligible studies evaluating the effects of self-compassion training on work-related well-being, addressing (i) how effective self-compassion is for work-related well-being outcomes, and (ii) what quantity and quality of evidence has been reported. Ten intervention studies (nine pre-post within-subject studies and one RCT), comprising a total of 512 participants, met all of the eligibility criteria for in-depth review and assessment. Self-compassion was shown to improve in all studies, including those deemed to be more methodologically robust. Improvements were also reported across other outcomes, such as mindfulness, stress, burnout, quality of life, well-being, and resilience. Thus, findings from this systematic review indicate that PP 2.0 interventions based on self-compassion have applications for improving workplace mental health.

第8章　ディスカッション　113

> **訳**
>
> この PRISMA に基づくシステマティックレビューでは，労働者のウェルビーイングに対するセルフ・コンパッション・トレーニングの効果を査定した研究のエビデンスの質を評価し，(i) 労働者のウェルビーイングに対してセルフ・コンパッションがどの程度効果的であるか，(ii) そのエビデンスの質と量がどのようなレベルにあるのかを取り上げた。合計 512 人の参加者からなる 10 件の介入研究（9 件の介入前後研究および 1 件の RCT）が，今回のレビューに含まれた。セルフ・コンパッションは，（より研究方法が強固な研究も含め）すべての研究でアウトカムを改善することが示された。また，マインドフルネス，ストレス，バーンアウト，生活の質，ウェルビーイング，レジリエンスなど，他のアウトカムにおいても改善が報告された。したがって，このシステマティックレビューから得られた知見は，セルフ・コンパッションに基づく PP2.0（ポジティブ心理学・第二波）的介入が，職場のメンタルヘルス改善に応用できることを示している。

　少し長めの導入となっていますが，このように研究目的や結果のまとめを伝えます。こうすることで，次のパラグラフからより詳細に入っていくことができます。そういう点ではイントロダクションと似ているとも言えます。まずは大きな絵を描いて，次に小さな絵を描いていきます。

2 なぜそのような結果になったのか（またはならなかったのか）？

　第二パラグラフ以降については大きく 2 つの書き方があります。一つは研究目的や RQ や仮説の順番に沿って，なぜ結果がそうなったのか，またはならなかったのかを述べていく方法です。もう一つは最も大事だと思われる結果から述べていく方法です。仮に非常に大事な結果が出た場合は，2 つ目の方法が良いことが多いでしょう。しかしここではより基本的な 1 つ目の方法を学んでいきましょう。利点としては，同じ順番で話されているので，読者が迷わない，読みやすい，といったことがあります。

☞ PP2.0（ポジティブ心理学・第二波）：従来のポジティブ心理学（ポジティブ心理学・第一波）が，ポジティブな感情，強み，美徳を研究することによって人間の繁栄を高めることに焦点を当てているのに対し，第二波は，当初の枠組みの批判や限界に対処すべく，人間の経験のポジティブな側面とネガティブな側面の両方を統合することで，よりバランスの取れた幸福の理解を目指すものである。

仮説を 3 つ立てたのだとしたら，「まず仮説 1 は支持された／されなかった。この理由としては，A や B があげられる」などとして議論を進めていきましょう。ここでは似たような研究と比べて結果が似ていたのか，違ったのか，であるとか，主要な理論があるのであれば，その理論の通りになったのかどうか，またその理由などについて述べていくことができます。

　以下は，セルフ・コンパッションのシステマティックレビュー（Kotera & Van Gordon, 2021）の一部です。

ディスカッションの例

The quality of the included studies overall was medium: eight studies were assessed to bear a medium risk of bias (Rao and Kemper, 2017; Sansó et al., 2017; Scarlet et al., 2017; Suyi et al., 2017; Delaney, 2018; Maratos et al., 2019; Smith et al., 2019), and two studies were assessed to bear a low risk of bias (Beshai et al., 2016; Sansó et al., 2019). Among the non-randomized studies, most studies did not address (i) representativeness of the exposed cohort, (ii) selection of the non-exposed cohort, (iii) comparability of cohorts, and (iv) follow-up adequacy. The only RCT included in this systematic review (Pidgeon et al., 2014) was assessed to bear a medium risk of bias. In this instance, concealment of allocation, assessment of the blinding procedure, and whether there were co-interventions and/or other assessed outcomes, were not reported. Moreover, the intervention completion rate fell below 80% and an intention-to-treat analysis was not conducted. More methodologically robust RCT of self-compassion studies in worker populations are thus needed to address these issues, which has been identified as a need underlying research of this nature within contemporary organizational psychology (Gubbins and Rousseau, 2015).

訳

今回のシステマティックレビューで評価された研究全体の質は中程度であった。8 つの研究が中程度のバイアスリスクを有すると評価され (Rao and Kemper, 2017; Sansó et al., 2017; Scarlet et al., 2017; Suyi et al., 2017; Delaney, 2018; Maratos et al., 2019;Smith et al., 2019), 2 つの研究が低バイアスリスクを有すると評価された (Beshai et al., 2016; Sansó et al., 2019)。非ランダム化研究のうち，ほとんどの研究は，(i) 曝露コホートの代表性，

☞ 曝露コホートの代表性：セルフ・コンパッション介入を受けた人たちが，同じコミュニティに属する人たちの中で平均的かどうかを示します。例：性別，年齢，症状など。

(ii) 非曝露コホートの選択 📖，(iii) コホートの比較可能性 📖，および (iv) 追跡調査の妥当性に言及していなかった。このシステマティックレビューに含まれる唯一の RCT（Pidgeon et al., 2014）は，バイアスのリスクが中程度と評価された。この例では，割り当ての隠蔽，盲検化手順の評価，共同介入および／または他の評価アウトカムの有無が報告されていない。さらに，介入完了率は 80% を下回り，intention-to-treat（ITT）解析 📖 は実施されなかった。したがって，労働者集団におけるセルフ・コンパッション研究のより方法論的に強固な RCT は，これらの問題に対処するために必要であり，これは現代の組織心理学においてこの性質の研究の根底にある必要性として特定されている（Gubbins and Rousseau, 2015）。

　このシステマティックレビューのリサーチクエスチョンの一つが，「セルフ・コンパッション研究の質はどうか」だったので，このパラグラフがそのリサーチクエスチョンに関して議論をしているパラグラフとなります。まずは直接的に，端的に答える。そして，その後，詳細を論じていくかたちになります。また，他の研究で言われていることなどとも関連性を示しています。このように出た結果に対する考えや，他の研究との関連性を論じていきます。

　第 5 章 - ❸ などで述べたように，文章やパラグラフの最初の数文字で何について話しているのかがわかるように書きましょう。この例も，"The quality of the included studies" と最初の数文字だけで，研究の質に関して述べていることが理解できます。日本語とは少し構成が異なりますが，「大事なことは最初に書く」ことを徹底しましょう。

　少し調べてみますと，この「大事なことは最初に書く」というのは日本語ネイティブには少し慣れないことなのかもしれません。まず，日本文化では内容

☞ 非曝露コホートの選択：非曝露コホートを設定したかどうかををを示します。
☞ コホートの比較可能性：曝露コホートに属した人と非曝露コホートに属した人が同じような人たちであったか，または，交絡因子（調べようとする因子以外の因子で，セルフ・コンパッションの効果に影響を与えるもの）を調整したかどうかををを示します。
☞ intention-to-treat (ITT) 解析：臨床試験や介入研究において使用される統計的な解析方法で，治療群や対照群にランダムに割り当てられたすべての参加者を，実際にその治療や介入を受けたかどうかにかかわらず，割り当てられた群の一員として解析する手法です。たとえば，新薬の臨床試験において，100 人を新薬群，100 人をプラセボ群（対照群）にランダムに割り当てた際に，新薬群のうち 10 人が治療を途中でやめた場合でも，ITT 解析では，これらの 10 人も含めて 100 人全員を新薬群として解析します。ITT 解析は，現実の臨床状況に即した信頼性の高い評価方法として広く用いられています。

よりも，礼儀正しさが問われるケースがその他の文化と比べて多いです（たとえば，イギリスの同僚と話すときは，「お忙しいところすみません」とか「失礼します」とか言わず，いきなり「この文章にコメントを5日までにください」と言ったほうが喜ばれることが多いです）。また言語的にも日本語の文章構造では大事なことで締めくくるという構造になっているようです（安藤，2010）。

3 研究結果はどのように現場の人の役に立つのか？

　これは論文作成において一貫して非常に大事な問いかけです。そして，ディスカッションではそれを表現することができます。イギリスの大学で論文の評価をする REF（Research Excellence Framework）という試みがありますが，その中で高い評価を受ける論文はここがしっかりしていることが多いです。具体的なプラクティスとのつながりであるとか，またどのような患者やそのケアラーの問題解決につながるのか，エビデンスを踏まえながら論を展開します。

　近年，「トランスレーショナルリサーチ」が重視されています。つまり，研究したことを現場で使えるようにする過程のことです。このような種類のリサーチが生まれる背景にも，研究が研究のためだけになってしまう傾向があると考えられます。そうならないためにもディスカッションでは研究結果がどのように現場の人に役立つのかを考えましょう。

　論文中のこのような箇所は，さらっと書いているものもありますが，具体的な例をあげながら書くことも有効です。そこで，査読者に「この著者はきちんと現場の問題を理解して研究をしているな」というプラスの印象を与えることができます。

　以下，一つの例として，ヘルスケア教科を専攻する大学生のメンタルヘルスを調べた研究 "Comparing the mental health of healthcare students: Mental health shame and self-compassion in counselling, occupational therapy, nursing and social work students（ヘルスケア学生のメンタルヘルスを比較する：カウンセリング学生，作業療法学生，看護学生，ソーシャルワーク学生のメンタルヘルスにおける恥とセルフ・コンパッション）"（Kotera et al.,

第8章　ディスカッション　117

2023) のディスカッションの一部を示します。そこでは以下のように今回の研究発見から言えることをベースに，教育者に対して提案をしました。

ディスカッションの例

Taken together, self-compassion being the strongest predictor of mental health in all healthcare student groups suggests that these students may benefit from undertaking self-compassion training, consistent with previous research (Khorami et al., 2016). However, the difference of the effect sizes may inform how to implement self-compassion training in each discipline. For nursing, occupational therapy and counselling students, who demonstrated large to medium effects, self-compassion training may show effects by directly incorporating into their curriculum(Beaumont et al., 2017). However, for social work students, who demonstrated the smallest effect size, self-awareness practices can be introduced to them to reflect their own mental health, in order to maximise the effects of self-compassion training, mitigating a sense of guilt from caring for themselves (Kotera, 2021). Future research needs to explore how self-compassion training is implemented to maximise the positive impact on the mental health of healthcare students.

訳

まとめると，セルフ・コンパッションは今回調査したすべてのヘルスケア学生グループにおいてメンタルヘルスの最も強い予測因子となった。つまり，これらの学生がセルフ・コンパッション・トレーニングを受けることで恩恵を受ける可能性を示唆しており，先行研究（Khorami et al., 2016）と一致している。しかし，効果量の違いから，各分野におけるセルフ・コンパッション・トレーニングの実施方法が異なるかもしれない。大から中程度の効果を示した看護学生，作業療法学生，カウンセリング学生に対しては，セルフ・コンパッション・トレーニングをカリキュラムに直接組み込むことで効果を示す可能性がある（Beaumont et al., 2017）。しかし，最も小さい効果量を示したソーシャルワークの学生に対しては，セルフ・コンパッション・トレーニングの効果を最大化し，自分自身をケアすることによる罪悪感を和らげるために，自分自身のメンタルヘルスについて感じ取る「自己認識」の実践を紹介することができる（Kotera, 2021）。今後の研究では，セルフ・コンパッション・トレーニングを「どのように」実施すれば，ヘルスケア学生のメンタルヘルスにプラスの影響を最大化できるかを探る必要がある。

あくまでも一つの例ですが，このように，発見したことがどう役立つかを考えてその例をあげると，より研究と実践のギャップが少ない研究になります。

したがって，研究を始める時点から「ここでわかったことは誰にどう役立つだろうか」と考えながら，アプローチするようにしてください。

4 イントロダクションで述べた点に触れる

論文の評価の一つに"coherence"つまり,「一貫性」があります。この一貫性とは，論文を書くことにおいてはさまざまな意味をもちます。たとえば，文章が一つひとつきちんとつながっているか，ロジックのジャンプはないか，そのような一貫性もあります。また，第6章-**5**で述べたように同じ物事を同じ言葉で表現して

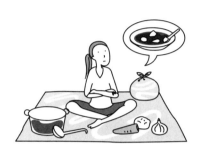

いるか，という一貫性もあります。また，大きなレベルのことを言うと，論文を始めるときに広げた風呂敷を，最後でちゃんと畳んで終わっているか，という意味の一貫性もあります。

ディスカッションでは結果が何を意味するかを述べるので，たとえば，イントロダクションで問題提起☞された事柄に対して，結果がどう有効なのかを述べる必要があります。そのように，論文の最後に最初の部分とのつながりがあると，よりまとまった一貫性のある論文だという印象を強く与えることができます。

料理番組で言うのであれば，たとえば，冷やし中華を紹介するときに,「暑い日が続きますね。だから食べて栄養をつけないといけませんが，食欲が出ない。そうなると，悪循環ですよね」などと言って,「そんなときは冷やし中華です！」というかたちで，冷やし中華を紹介したとします。そして，材料や工程を説明し（メソッド），実際に作って（リザルト）食べ始めました。そこで，最初にあげた問題点（食欲が出ない悪循環）にまったく触れなければ，少し不自然です

☞ 問題提起：第7章-**2**を参照。

よね。見ている人は「…で，暑い日が続いて食欲が出ないことには触れないの？」と不思議に思います。ですので，一度，イントロダクションを振り返って，どんな問題提起をしたのか，どんな風呂敷を広げたのかを再確認しましょう。そして，それぞれの問題に答えられているかどうかチェックしましょう。料理番組であれば，そこで「これなら暑い日でも食べたくなりますね」とか「夏はこれで栄養補給ができますね」などと，最初の問題に対応するコメントがあると，視聴者も「なるほど」「自分も食欲ないから，ちょっと作ってみようか」となるわけです。これなら一貫性があると感じられますよね。

最初と最後で一貫しているか。最後のセクションであるディスカッションを書きながら，見直しましょう。

5 その他，最新の研究や重要な研究と関連できているか？

これも大事な注意事項です。ディスカッションで論を展開しながら，または論を展開した後で，関連づけた論文や理論を見て，その他，その分野で語られるべきものを見逃していないか考えてみてください。もし仮にすごくタイムリーな発見であるとか，社会現象が起きたのであれば，それについても言及する必要があるでしょう。

そのような情報を収集する場合，一般の学術誌の論文では，時間がかかる等の理由で，取り扱われていない場合もあります。その際は，プレプリント☞を引用することも可能です。プレプリントとは，完成した段階の論文で，学術誌にまだアクセプトされていない状態のものです。プレプリントに特化したサイト（PsyArXiv や medRxiv など）や，プレプリントを載せるリサーチコミュニティサイト（ResearchGate；☞図 8-1）もあり，そうしたサイトから引用をすることができます。

☞プレプリント：正式に査読される前に研究者が公開する研究論文の原稿のことです。一般的に学術雑誌に投稿される前，または査読中の段階でオンラインで公開されます。

How culture impacts recovery intervention: 28-country global study on associations between cultural characteristics and Recovery College fidelity

☞ 左上に "Preprint" また下部に "Preprints and early-stage research may not have been peer reviewed yet" つまり「プレプリントや初期段階の研究は、まだ査読を受けていない可能性があります」と書いてあります。

図 8-1　ResearchGate にプレプリントを掲載した例

📎 プレプリントに関するリンク

● **PsyArXiv**
　https://osf.io/preprints/psyarxiv　(→QR)

● **medRxiv**
　https://www.medrxiv.org/　(→QR)

● **ResearchGate**
　https://www.researchgate.net/　(→QR)

　また、国際的に信用度の比較的高いニュースサイトから最新の記事を引用する方法もあります。特に論文を提出しようとするまさにその週に起きた関連事項であれば、そのようなサイトから引用する場合もあるでしょう。

▶ プレプリントの増加

　プレプリントに関しては、コロナ禍の時期から、積極的に引用されるようになりました。当時はさまざまな研究結果が報告され、その結果をもとにした新

たな研究も盛んに出ていました。それを通常の学術誌のペースでアクセプトされるのを待っていては，次の研究に引用できずに，研究が適切なペースで進められないことから，多くの学術誌がプレプリントを引用してもよい，というスタンスに変わりました。こうすることで，新たな研究にプレプリントのかたちで引用することができ，その後，もしプレプリント論文がアクセプトされたら，そちらを引用 📖 することができます 。また，自分が考えたアイデアだということを早い時点で示すという意味でもプレプリントを掲載する人もいるようです。

6 研究の弱みは何か？

　ディスカッションの最後には研究の弱みを述べます（「リミテーション・セクション」と言います）。これは結果が有意でなかったことを意味するものではありません。そうした事柄ではなくて，**研究デザインであるとか，評価した方法に弱みはなかったかなどを議論する部分です。どれほど優れた研究でも弱みは必ずあります。クリティカルシンキングが論文作成には大切ですが，まさにその力が必要とされる場面です。**

　類似する研究論文を見ると参考になる弱みが書いてある場合もあります。リミテーションでは大きく３つのことを考えると有効かもしれません。１つ目は研究デザインに関する弱みです。たとえば，「メンタル不調に対する恥」を調査する研究で，デザインが尺度を使っての量的研究だった場合，「恥」という繊細な感情を理解するのに量的な尺度だけでは不適切だったかもしれません。また研究デザインには使ったツールも含まれます。どのようなツールを使ったのか，そして，それは適切だったのか。たとえば，自分で自分のことを評価して，尺度を使って回答するという研究デザインは多く存在しますが，これでは反応バイアスの可能性があります。たとえば，日本人はネガティブなことを選択する際に，少し緩和させて回答する傾向がありますが（ネガティブなことを周

☞ 引用：被引用数を掲示する Google Scholar などの多くのサイトではこれらの被引用数を自動的に合計してくれます。また合計されていない場合，手動で合計もできます。

りに言うことは情けない等といった文化価値観と関係しているのでしょうか），オランダ人はネガティブなことでも直接的に表現をします。私の研究でもこの反応バイアスがあったと考えられる結果が出ました（Kotera, Van Laethem, et al., 2020）。労働者の過労死や過労からくる心臓疾患などの発症率は日本人労働者のほうが，オランダ人労働者よりはるかに高いですが，メンタルヘルスの状況を調べる自己評価尺度でその状況を調査すると，オランダ人のほうがはるかに悪い，という結果が出ました。また，イギリスの高速道路を管理するハイウェイズ・イングランドの従業員に対してメンタルヘルス調査を行なった際には，部署の構成員の9割が男性でした。このように非常にマッチョな組織文化のところでメンタルヘルスに関する恥の概念を調査したところ，かなり低い数値が出ました。もちろん，この部署の労働者がメンタルヘルスの問題を抱えても，あまり恥を感じないということだったのかもしれませんが，それよりも，「恥を感じる」と答えることに対して，恥があり，そうしたネガティブな感情を意識的，または無意識的に否定する「抑制コーピング」をして，回答していたのかもしれません（Kotera et al., 2019b）。そうしたことは自分で評価をして回答する尺度ではわかりかねないので，弱みとなります。

　2つ目が研究のインパクトに関する弱みです。サンプル数もそうですし，データのフォローアップがなかったり，少なかったりする場合もインパクトの弱みとなります。ある心理療法を1か月の間使ったとしましょう。そして，その効果をベースライン（介入前）と1か月後に調べたけれど，介入が終わってからは何も調べなかった場合，その心理療法の継続的な効果を知ることはできません。その他に，たとえば特に重要な患者グループがあって，そのグループの参加率が低いときもインパクトが弱い例となります。イギリスでは非白人の少数民族グループ（ethnic minority groups）のメンタルヘルスの疾病率が高く，彼らのメンタルヘルスケアを重視する方針が出ています。仮にある研究でこのグループの参加率が低ければ，それも弱みとなります。

　3つ目は研究チームからもたらされうる弱みです。たとえば質的研究でインタビューデータを分析したものがあるとします。チームの複数のメンバーがデータを分析して，偏りのないようにしたつもりですが，仮に研究チームがみんなメンタルヘルスの研究者であれば，もしかしたら，データを解釈する際に

患者側の視点が抜けているかもしれませんし，他の専門家からの視点（たとえ
ば，学生のメンタルヘルス調査であれば教育者の目線）が抜けているかもしれ
ません。

　研究目的に対してデザインは適切だったのかどうか。またデザインが適切で
あっても，それが適切に実行されたのか。意義のあるインパクトを生むために
不足しているものはないか。そして，研究チームが関連するような弱みはない
か？　もちろんこれら以外の弱みもありますが，そうしたことを考えると良い
リミテーション・セクションが書けるでしょう。

　研究経験が浅い人が陥りやすいミスとして，**共同著者で入っているベテラン
研究者の言うことに対して，クリティカルに考えられない，**というものがあり
ます。「この手法に関しては，あの先生が勧めたことだから，弱みにはあげな
いほうがよい」などと気を遣ってしまいます。礼儀正しさの表われでしょうが，
論文において，特にリミテーションにおいては，科学的に，客観的に物事を判
断し，たとえ，偉大な先生が勧めた手法であっても，弱点があるのであれば，
それは客観的事実として伝えましょう。忖度は不要です。またその先生もその
ことは十分理解されているはずです。大事なのは科学的により優れた論文を書
いて，アクセプトの可能性を高めることです。そこは冷静に判断をしましょう。

7　将来，どんな研究が必要か？

　弱みを述べると同時に，将来研究すべきことを述べることができます。たと
えば，「メンタルヘルスに関する恥」を研究するときに質的データを扱ってい
なければ，今後の研究では質的調査や混合研究法を使うべきだと言えるでしょ
う。何らかの介入に対して，フォローアップがなければ，将来の研究ではフォ
ローアップをすべきだと言えます。少数民族の参加率が低ければ，将来の研究
では彼らの参加をもっと高めるべきだと言えるでしょう。そして，その具体的
な方法をエビデンスベースで述べることも有効的です。たとえば，使用する言
語を対象とする少数民族のものにするであるとか，インタビューの場所や家族
に知られないように配慮すること（Waheed et al., 2015）などを述べておくと，

より考えられたリミテーション・セクションだという印象を与えます。

　以下はリミテーション・セクションの例です。1つ目は量的研究の例として，自己評価の尺度を使って，ヘルスケアの教科を学ぶ学生のメンタルヘルスを横断研究で調べた論文です（Kotera et al., 2023）。

リミテーション・セクションの例

Whilst this study offered helpful insights, several limitations need to be noted. First, all samples were collected from one university in the UK through opportunity sampling, and students in other healthcare subjects were not recruited: a wider recruitment is needed in future research. Although the scales in this study were commonly used in the field, the accuracy remains to be refined (e.g. SCS-SF; Kotera & Sheffield, 2020). Additionally, response biases might have been present as these were self-report measures (Kotera, Van Laethem, et al., 2020). Lastly, the causality of the relationships identified in this study was not evaluated. Longitudinal data would help assess the temporal patterning of these relationships.

訳

この研究は有益な洞察を提供したが，いくつかのリミテーションに注意する必要がある。第一に，すべてのサンプルは英国のある大学から機会サンプリング（研究者が手軽にアクセスできるサンプルを利用して研究を行う方法）によって収集されたものであり，他のヘルスケア科目の学生は募集されていない。本研究の尺度は現場で一般的に使用されているものであるが，その精度はまだ改良されていない（例：SCS-SF; Kotera & Sheffield, 2020）。さらに，これらは自己報告式の尺度であるため，回答バイアスが存在したかもしれない（Kotera, Van Laethem, et al., 2020）最後に，本研究で確認された関係の因果関係は評価されていない。縦断的データがあれば，これらの関係の時間的パターンを評価するのに役立つであろう。

　次に障害をもつ学生がオンライン教育で感じる孤独感について調べた質的研究（Kotera et al., 2021）ではこのようなリミテーションをあげました。

リミテーション・セクションの例

While this study offers helpful insights into loneliness in OSWD, several limitations should be noted. First, institutional biases need to be considered as our sample was recruited from one UK-based university. Moreover, in addition to the small sample size, our sample consisted of only one participant identifying as male and all participants were European students. Their types of disabilities differed as well. A larger and more diverse sample would be warranted for future research to capture experiences from diverse backgrounds. This study also lacked a control group (i.e. students without disabilities), and in our recruitment advert, the study title explicitly stated our focus on loneliness; we may have only attracted participants with a specific disposition, who were willing to talk about their experiences of loneliness, and those unwilling to talk about their experiences of loneliness may not have been represented (including students who have a disability but have not declared).

訳

この研究は，OSWD (online students with disabilities；障害をもつ学生のオンライン教育）での孤独感について有益な洞察を提供するものであるが，いくつかのリミテーションに注意すべきである。第一に，本研究のサンプルは英国のある大学から募集したものであるため，組織的バイアスを考慮する必要がある。さらに，サンプル数が少ないことに加え，男性参加者は1名のみであり，参加者全員がヨーロッパの学生であった。障害の種類も異なっていた。今後の研究では，多様な背景からの経験を把握するために，より大規模で多様なサンプルが必要であろう。また，本研究には対照群（障害のない学生）がなく，募集広告では，研究タイトルに孤独に焦点を当てることを明記していた。特定の気質をもち，孤独の経験について話すことを厭わない参加者しか集まらなかった可能性があり，孤独の経験について話すことを厭う参加者（障害をもちながら申告していない学生を含む）の声は反映されていなかったかもしれない。

このようにリミテーションをあげながら，今後の研究でどのようなことを調べる必要があるか，どのような研究デザインが必要かを述べるとより良いリミテーション・セクションとなります。

worksheet

ディスカッションのチェックリスト

8.1.	研究の要点が端的に述べられているか？	☐
8.2.	なぜ結果がそうなったと考えられるかが述べられているか？	☐
8.3.	研究結果がどのように現場の人に役立つかが書かれているか？	☐
8.4.	イントロダクションでの問題提起とつながっているか？	☐
8.5.	最新の研究や重要な理論とつなげられているか？	☐
8.6.	研究の弱みはクリティカルに書かれているか？	☐
8.7.	将来必要な研究が述べられているか？	☐

第9章

タイトル・アブストラクト・キーワード

イントロダクションからディスカッションまで書けたらタイトル・アブストラクト・キーワードを考えます。チームで論文を進める場合などは、どの論文について話をしているのかをお互いに理解するために仮タイトルを決めることもありますが、この段階では最終のタイトルを決め、アブストラクトやキーワードも完成させていきます。

チームで論文を進める際ですが、私の研究チームではプログラムごとに番号を打っていきます。そうすることによって、「プログラムA［こには実際のプログラム名が入ります］のP20についてだけど…」などというようにスムーズに話し合うことができます。"P"は"Paper"の頭文字で「論文」を意味します。同じプログラムから他の活動、たとえばカンファレンスでのプレゼンテーションがあれば、それらは"Conference"の"C"などを割り当てることも可能です。第12章で詳しく紹介します。

1 タイトル

第2章 - **1**で述べたようにタイトルとは論文の第一印象を決める部分です。パッと見ただけで、どのような研究か、どんな手法を使っているのかが何となくイメージでき、かつ、面白そうだと思ってもらえることが大事だと言えます。そのうえで次の3点はタイトルのチェックポイントです。第2章でも見ましたが、再び確認しておきましょう。

☑ タイトルのチェックポイント

☐ 研究のメインポイントを述べているか？
☐ 研究方法がわかるか？
☐ 興味を引くものか？

　この他に，簡潔に述べられていることも大事です。学術誌に定められたタイトルの語数がある場合も多いですし，必要以上に語数が使われているタイトルは良いタイトルとは言えません。タイトルは第一印象を決める部分ですので，ここで必要以上に語数が使われていると，「この著者は簡潔に書く力があまりないのか」と思われることもあります。**簡潔にずばっと的を射るタイトルを目指しましょう。**

　先日も私が行なっているリカバリーカレッジに関する論文で，タイトルの改善がありました。リカバリーカレッジとはメンタルヘルスに関する問題や困難を抱えた人々が，自分自身のリカバリー（回復）プロセスをサポートするために設けられた教育機関（コミュニティ）で，メンタルヘルスの革新的なサポートだと考えられています。アメリカでできた活動がイギリスでさらに発達し，2009年にイギリス初のリカバリーカレッジができてから，ヨーロッパの国々で幅広く導入され，日本でも徐々に設けられるようになっています。この研究ではリカバリーカレッジが一般市民にどのように説明されているのか，その宣伝や説明文を言語学的に分析して，そこに文化的な違いが見られないかを調べました（Kotera, Miyamoto, et al., 2024）。同じ商品でも，文化が違うと宣伝文句や宣伝方法が異なることはよくある話です。それをリカバリーカレッジでも見てみよう，という趣旨のものです。当初のタイトルは次のようなものでした。

> **リカバリーカレッジの当初のタイトル**
>
> Cross-cultural comparison of Recovery College implementation between Japan and England: Corpus-based discourse analysis on how Recovery Colleges are introduced to the public.
>
> **訳**
> リカバリーカレッジ実装の日英文化比較：リカバリーカレッジの紹介方法に関するコーパスに基づく談話分析

それが以下のように変更されました。

> **Cross-cultural comparison of Recovery College implementation between Japan and England: Corpus-based discourse analysis.**
>
>
> リカバリーカレッジ実装の日英文化比較：コーパスに基づく談話分析

　最後の部分，"on how Recovery Colleges are introduced to the public"が削除されています。というのも，ここは最初の"implementation（実装）"である程度説明されているし，研究のメインとしてもリカバリーカレッジの実装を助けることを目的としているので，適切な削除だと言えます。タイトルは端的に伝えたいので，重複とみなされる言葉はどんどん削りましょう。

　変更後のタイトルは，研究のメインポイント，分析方法についても理解できますし，メンタルヘルスの分野で言語学的な分析をする研究がまだ少ないことを考えると，興味を引くものだと言えます。

　このようにチェックポイントの3点を考えて，タイトルを完成させましょう。また，提出する学術誌の過去の論文を見て，同じような研究がどのようなタイトルをつけているのかを見ることも有効でしょう。

　たとえばですが，あなたが質的研究を"*Mental Health, Religion & Culture*"(→QR)に提出したいと考えているのであれば，"qualitative"という言葉で，この学術誌の過去の文献を検索してみましょう（☞図9-1）。

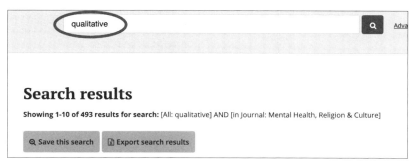

図 9-1　Mental Health, Religion & Culture
https://www.tandfonline.com/journals/cmhr20

すると，

> "The relationship between religiosity and mental health problems among adolescents in Malaysia: a qualitative study"
>
> **訳**
> 「マレーシアの青少年における宗教性とメンタルヘルス問題の関係：質的研究」

であるとか，

> "Mindfulness-based cognitive therapy as a clinical intervention with psoriasis patients through the lens of the clinically modified Buddhist psychological model: a qualitative study"
>
> **訳**
> 「乾癬（かんせん）患者への臨床介入としてのマインドフルネスに基づく認知療法―臨床的に修正された仏教心理学モデルのレンズを通して：質的研究」

といったタイトルが見られます。つまり，傾向としては，タイトルの最後のほうにコロンを打って，"a qualitative study" とするものがあることがわかります。これを参考に，あなたが書く論文でも，タイトルの最後に "a qualitative study" と付けることが考えられます。

2 アブストラクト

　第2章-2で述べたようにアブストラクト（抄録）はエレベーターピッチを行なう部分です。提出する学術誌のガイドラインを見て，字数やスタイルを把握しておきましょう。字数はたいていの場合，だいたい150〜250語で，7〜10文くらいのボリュームです。スタイルは "Structured Abstract（構造化抄録）" といって特定の項目を明記して書いていくタイプと，そうではないタイプ（非構造化抄録）があります。また学術誌によっては，"Highlights" といって大事なポイントを3〜5点ほどあげることを求めるものもありますし，The

第9章　タイトル・アブストラクト・キーワード　131

Lancet シリーズのように"Research in context"といって，本研究前のエビデンスと本研究の付加価値を書くように求めるものもあります。**限られた字数でどれだけ研究の大事な点を伝えることができるのかがポイントとなります。**

第2章でも述べたようにAPAのガイダンス（American Psychological Association, 2020 （→QR））によると，アブストラクトでは次のことが大事になります。

アブストラクトで大事な点

● 研究の目的（背景情報となぜその研究が必要だったのか？）
● 参加者情報を含む研究方法
● 主要な発見
● 発見が何を意味しうるか
● 結論

構造化抄録であれ，非構造化抄録であれ，これらの項目を意識して明確に，かつ端的に書いていきましょう。その際に大事になるのが「誰が読むか」を考えることです。これは学術誌のサイトを見て，名前や内容を読むことである程度知ることができます。内容については"Aims"や"Scope"，"Overview"などという項目に書かれてあります。たとえば，*"Mental Health, Religion & Culture"*（→QR）という学術誌では"Aims and scope"という項目があり，次のように述べられています。

> **Aims and scope の例**
>
> Mental Health, Religion & Culture provides an authoritative forum and a single point of reference for the growing number of professionals and academics working in the expanding field of mental health and religion.
>
> The journal publishes empirically-based work which explores the relationships between mental health and aspects of religion and culture, and discusses conceptual and philosophical aspects. Contributions are encouraged from a range of disciplines including: psychiatry, psychology,

anthropology, sociology and other social sciences, philosophy, theology and religious studies, community and social work, counselling and pastoral work.

訳

Mental Health, Religion & Culture は，拡大するメンタルヘルスと宗教の分野で活躍する専門家や学者が増加する中，信頼のできる情報交換の場所と情報源を提供する。

このジャーナルは，メンタルヘルスと宗教，文化の関係を探求し，概念的・哲学的側面について論じる研究を掲載する。精神医学，心理学，人類学，社会学，その他の社会科学，哲学，神学，宗教学，コミュニティ・ソーシャルワーク，カウンセリング，パストラルワーク（心理的，社会的な支援）など，さまざまな分野からの投稿が奨励されている。

　つまり，メンタルヘルスの中でも，がちがちの医学系という感じではなく，宗教や文化に関係する内容を期待していて，これを読む人は，メンタルヘルスと宗教や文化に関係する人ではないかと推察できます。

　もしあなたの研究が，たとえば，特定の宗教がメンタルヘルスの助けを求める行動の妨げになっているかどうか（たとえば，心の問題がその人の宗教信仰度の低さの表われだと考えられる場合など）を調べたのであれば，それはこのジャーナルの求めているものと合致するでしょう。逆に，あなたの研究が，認知行動療法がスマホの使用からくる心の不調に効くかどうかを調べたもので，ディスカッションで議論される事柄も，認知行動療法やスマホのことであれば，このジャーナルにあまり適した内容とは言えないでしょう。

　このように学術誌の求めているものであったり，読者層に関する情報をできるだけ集めて，読者をイメージしましょう。そして，その人たちに読んでもらうためにはアブストラクトで何を強調したらよいのかを考えましょう。これは，今回の発見がその人たちにどのようなメリットとなるか，という情報も含みます。「なるほど」と思って読んでもらえる。そのようなアブストラクトを目指しましょう。

　またおさらいの意味も込めて，アブストラクトで一般的にしてはいけないとされていることで，よく見る3つのことを確認しておきましょう。

第9章　タイトル・アブストラクト・キーワード　133

> ☑ **アブストラクトでやってはいけないことのチェックポイント**
>
> ☐ 前振りが長すぎないか？⇨端的に研究目的に入りましょう。
> ☐ 専門用語や略語を多用していないか？⇨専門分野外の人でもわかる
> ようになっているか，確認しましょう。
> ☐ 引用を使用していないか？⇨意見を述べる論文で何か別の論文に対
> して長々と述べるなどを除いては，アブストラクトで引用は使いま
> せん。

3 キーワード

　キーワードとは，論文の特徴を表わす言葉のことです。インターネットで論文が検索される時代において，自分の論文に興味をもってくれるだろう人がどのような検索ワードを使うかを考えることが大事になります。良いキーワードは，論文のディスカバラビリティ（discoverability）つまり発見されやすさを高めてくれます。したがって，自分の論文はどんな人にどんな目的で検索されるかを考えることがこの問いのヒントとなります。

　学術誌によって数は異なりますが。たいてい 3 〜 10 個のキーワードを求められます。特に次の 4 つのポイントが大事です。

キーワードで大事な点

● 研究の主要な発見と関係している
● 研究の特徴と関係している
● 具体的な言葉である
● 略語であってもターゲット層によく使われる言葉であれば使う

　「主要な発見」については，たとえばそれが何か尺度の開発であれば，その尺度の名前（例：Japanese version of the Self-Criticism Scale）であったり，尺度作成するためにしたこと（例：validation）をあげることができます。

「研究の特徴」については，たとえば，サンプルがユニークであったり，研究方法がユニークであれば，それをあげることができます。このユニークというのも，誰にとってユニークか，という問題があります。まずは提出する学術誌の読者にとってユニークかどうかを考えましょう。たとえば日本の研究を中心にした学術誌で日本人のサンプルをアピールしても，それほど強くないかもしれませんが，世界さまざまな国の研究を紹介している学術誌であれば，ユニークさになりえるでしょう。研究方法にしても，たとえば，言語学のコーパスによる分析は，言語学の学術誌ではユニークではありませんが，メンタルヘルスの学術誌においてはユニークだと判断される可能性が高まるでしょう。「提出する学術誌の読者にとって何がユニークに映るだろうか」と考えてみてください。ユニークな面をキーワードとして押すことで，より見つけられやすくなります。

「具体的な言葉である」こともディスカバラビリティを高めてくれます。日本人のサンプルであっても，より具体的に表現できるなら一般的にそのほうがよいでしょう。たとえば，日本人のホームレス女性であるとか，日本人で離婚経験のある人，などです。具体的にしていくことで，他のグループとの違いを明確にでき，それがディスカバラビリティの向上につながります。

最後に「略語であってもターゲット層によく使われる言葉であれば使う」としましたが，要は「一般的にどのような検索のかけられ方をするだろうか」を考えることです。「心的外傷後ストレス障害」と言うことが多いでしょうか，それとも「PTSD」と言うことが多いでしょうか？　「認知行動療法」と言うでしょうか，それとも「CBT」と言うでしょうか？　もし略語のほうがよく使われる，というのであれば，その言葉を使いましょう。

今，この論文が書き終わろうとしている段階で，論文の内容を思い返してみましょう。あなたの論文を読みたい人は，どのような言葉を検索するでしょうか？　また，どのような言葉であれば，検索されたときに見つけてもらえやすいでしょうか？

たとえば "Ethnic differences in Muslim women's mental health beliefs, rejection attitudes, and familiarity with professional mental healthcare（ムスリム女性のメンタルヘルスに関する信念，拒絶態度，専門家によるメンタル

ヘルスケアに対する親近感における民族差）"（Elahi et al., 2023 →QR）という論文では，次の言葉がキーワードに選ばれています。

キーワードの例

Mental health; Muslim; women; ethnic attitudes

メンタルヘルス；ムスリム；女性；民族的態度

　これらの言葉をGoogle検索すると，2番目に出てきました。大学の図書館の検索エンジンでこれらの言葉を検索すると，1番最初に出てきました。多くの論文でこのような検索結果は得られますが，そうでない論文も多くあります。ですので，同じような論文のキーワードを検索しながら，自分の論文にはどのようなキーワードがよいのかを考えるのも有効でしょう。

worksheet

タイトル・アブストラクト・キーワードのチェックリスト

9.1	タイトル	
	研究のメインポイントが述べられているか？	☐
	研究方法がわかるか？	☐
	興味を引くものか？	☐
9.2	アブストラクト	
	研究の目的（背景情報となぜその研究が必要だったのか？）	
	参加者情報を含む研究方法	
	主要な発見	

第9章 タイトル・アブストラクト・キーワード　137

worksheet

	発見が何を意味しうるか
	結論
9.3	キーワードを全体でみたとき

研究の主要な発見と関係しているか？	☐
研究の特徴と関係しているか？	☐
具体的な言葉か？	☐
ターゲット層によく使われる言葉か？	☐

最終確認

　ここまで論文を書き上げて，よく頑張りました。お疲れ様でした。しかしここからもいくつかの過程があります。一番大事なのは論文の内容ではありますが，ここからの過程でも結果に差をつけることができます。査読者によっては小さなミスがあることで，その論文に対する印象を大きく悪くしてしまうこともあります。論文を書き上げて安堵感もあるかもしれませんが，そこで手を止めず，アフターケアをしていきましょう。

1 英語表現は一貫しているか？

　これはこれまでに何度も触れましたが，非常に大事なことなのでもう一度確認をしましょう。たとえばよくある例としては，"mental health" と "mental wellbeing" があります。きちんと両方ともの定義を示して，この違いを議論することが論文の趣旨なのであれば，意図的に2つの言葉を使うべきです。しかし，この2つの異なる言葉を同じ意味で使っている場合，それは読者を混乱させたり，査読者から突っ込まれるリスクを増やすだけです。読者は「ここでは mental health と書いているが，ここでは mental wellbeing と書いている。なぜだろう？　どこかでその説明をしているのか」などと思うかもしれません。査読者も同じように感じ，「それならなぜ使い分けているのか説明しなさい」という指摘をするかもしれません。同じ意味で使うのであれば，同じ言葉を使いましょう。

またスペルについても同じことが言えます。ここで例にあげた"wellbeing"ですが，"well-being"と書いたり，"wellbeing"と書いたりもします。どちらも正しいですが，同じ論文の中では表現を統一しましょう。これはアメリカ英語のスペルにするか，イギリス英語のスペルにするかについても同じことが

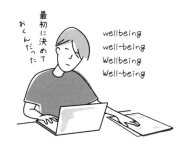

言えます。学術誌によっては，どちらかにしてほしいと明記しているときもあれば，どちらでもよいが1本の論文の中で同じ英語を使うように書いているものもあります。そうしたことも加味して**統一した表現**にしましょう。

その他の例としては，大文字を使うのか，小文字を使うのか。尺度や国名など，固有名詞であれば最初の文字を大文字にするのは決まっていますが，微妙なものもあります。たとえば，統計学のテクニックでウィンゾライゼーションといって，データセットの極値や外れ値の影響を軽減するために使用されるものがあります。これはある論文では"Winsorized"と書かれていたり，別の論文では"winsorized"と書かれていたりします。どちらでもよいですが，統一した表現にすることが大切です。

2 わかりやすいか？

特に専門家たちで書いていると起きやすいのですが，表現が専門用語になり，専門家でない人が見たときにわかりにくいということがあります。学術誌の読者層にもよりますが，多くの場合，研究者やプラクティショナーが特定の分野で物事を進めるときには，言葉が専門家だけに通用する表現になってしまいがちです。しかしながら，**最終段階では一歩下がって幅広い読者層に理解できるかを考えましょう**。

前述したように**明確な文章とは**，読者に推測をさせない文章です。一文一文，きちんとロジックとしてつながっているかをチェックしましょう。また，よくある例としてはっきりしない「**こそあど言葉（指示語；demonstratives）**」を使っ

ている場面などは，こそあど言葉を使わずに，何を意味するかを書きましょう。たとえば，「これらが示唆するのは」という表現で「これらって何？」と疑問が出そうなのであれば，「○○と××が示唆するように」と具体的に記しましょう。

こうしたことに気づくためには，たとえば，一度，間を置いてから同じ論文を見直したり，印刷をしたり，タブレットなど異なるデバイスで読んだりして，いつもとは違う観点で論文を見るようにするとよいかもしれません。

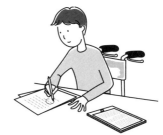

3 誤字・脱字などはないか？

英語では"proofreading"と言いますが，ゆっくりと注意深く読んで誤字や脱字がないようにしましょう。ワードにはスペルチェック機能もありますが，スペルチェックだけでは見つからないエラーもあります（たとえば，過去形で書くべきところを現在形で書いている場合など）。こうしたエラーは注意深く読まなければ見つからないことが多いです。論文を完成させてすぐにでも提出したいところですが，最後にゆっくりと読んでみましょう。

4 研究デザイン別のガイドラインに沿っているか？

これに関しては第5章「メソッド」をもう一度読んでみましょう。EQUATOR（Enhancing the QUAlity and Transparency Of health Research；健康研究の質と透明性を強化するネットワーク）→QR などで紹介されているガイドラインを使って，それに沿っているのか調べましょう。

5 学術誌のガイドラインに沿っているか？

　最後にもう一度，字数や図表の表示の仕方や提出方法が学術誌のガイドラインに沿っているかを確認しましょう。図表は論文中に挿入すべきなのか，それとも別ファイルで提出するのか。その論文に付録がある場合，付録をどのように提出すべきなのか。こうしたことを確認しましょう。

　ガイドラインは"Guidelines"と書いている学術誌もあれば，"For Authors"としているものや，"Instruction for authors"などと表示している学術誌もあります。決して，面白い読み物ではないですが，焦らずにじっくりと読むようにしてください。

　たとえば，"International Journal of Qualitative Studies on Health and Well-being"（→QR）という学術誌のページでは，左側にあるタブ"Submit an article"の中に"Instructions for authors"というボタンがあります。ここから，ガイドラインの詳細を読むことができます（☞図10-1）。

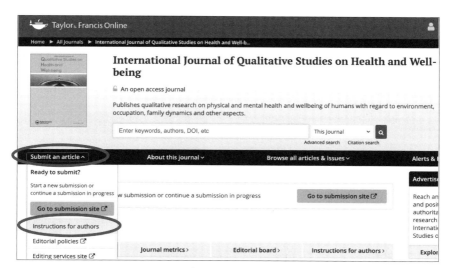

図10-1　学術誌のガイドラインの表示例
https://www.tandfonline.com/toc/zqhw20/current

すると，次のようなガイドラインの詳細を示すページに飛びます（☞図10-2）。各学術誌のこのようなページにある情報をゆっくりと読んで理解し，自分の論文がその通りになっているかを確認しましょう。

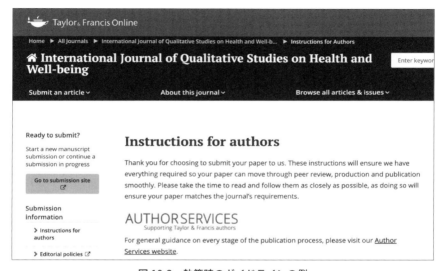

図 10-2　執筆時のガイドラインの例
https://www.tandfonline.com/action/authorSubmission?show=instructions&journalCode=zqhw20

worksheet

最終確認時のチェックリスト

10.1.	英語表現は一貫しているか？	☐
10.2.	論文はわかりやすいか？	☐
10.3.	誤字・脱字などはないか？	☐
10.4.	研究デザイン別のガイドラインに沿っているか？	☐
10.5.	学術誌のガイドラインに沿っているか？	☐

書いた後に

　お疲れ様でした。ここまでの過程はいかがでしたでしょうか。最初は骨が折れる過程だと思うかもしれませんが，慣れてくるとごく自然に考えられるようになります。数をこなすことで，スピードや質を高めることができます。「守破離」と言いますが，まずは1つの形（または限られた種類の形）を何度も繰り返して練習をし，基本を覚えていきましょう。第3部では，書いた後どうするのかについて見ていきます。

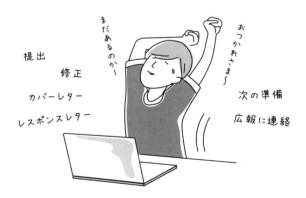

第11章 学術誌に提出する

　確認事項を注意深くチェックしたら，いよいよ論文を提出しましょう。それぞれの学術誌に提出するためのリンクが設置されているので，そこから提出をします。初めて提出する際，多くの学術誌でログイン登録することを求められます。もしあなたが ORCID（Open Researcher and Contributor ID；☞図 11-1, →QR）のアカウントを持っていればそこにリンクをさせてログイン情報を登録することができます。もしあなたがまだ ORCID のアカウントを持っていないのであれば，作成することをお勧めします（無料です）。こうした論文提出の際の時間削減になりますし，研究助成金の応募や大学内での昇進評価の際など，ORCID の情報を参考にされることが多いです。

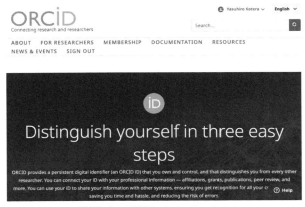

図 11-1　ORCID　https://orcid.org/

もう少しORCIDについて知りたいという方は英語ですが，YouTubeに公式アカウントが出した3分間のビデオ（ORCID - Connecting Research and Researchers, 2021）があるので，これを見るのもよいかもしれません。

> 🔗 **ORCID の YouTube リンク**
> ● "A Quick Tour of the ORCID Record" by ORCID - Connecting Research and Researchers
> https://youtu.be/O0kaokX2n3I?si=be4aQjqOCQkWQtks ➡QR

1 カバーレターとは？

　カバーレターとは論文を編集者に簡潔に紹介するもので，多くの学術誌で提出時に要求されます。多くの学術誌を扱う出版社大手，シュプリンガーではカバーレターをこのように説明しています（Springer, 2023 ➡QR）。

> **シュプリンガーによるカバーレターの説明**
>
> A good cover letter can help to "sell" your manuscript to the journal editor. As well as introducing your work to the editor you can also take this opportunity to explain why the manuscript will be of interest to a journal's readers, something which is always as the forefront editors' mind. As such it is worth spending time writing a coherent and persuasive cover letter.
>
> 訳
>
> 優れたカバーレターは，学術誌の編集者に論文を「売り込む」役割を果たします。編集者に自分の論文を紹介するだけでなく，編集者の関心事である「なぜその論文がその学術誌の読者の興味を引くのか」を説明することもできます。そのため，首尾一貫した説得力のあるカバーレターを書くことに時間を費やす価値があります。

第11章　学術誌に提出する　147

なぜその論文がその学術誌にふさわしいのか。どのように読者層の興味を引くのか。そうしたことを説明し，**論文を「売り込む」ことが必要です**（もちろん，誇張表現や非科学的なことは避けなければいけませんが）。私もスペシャルイシューなどで編集長を務めますが，**「この論文がどのようにスペシャルイシュー（または学術誌）に役立つのか」を編集長の目線で書いてあるカバーレターは非常に助かります**。そのようなカバーレターを書く研究者は，この段階で他の研究者と差がつきます。

2 カバーレターに書くこと，書かないこと

それではカバーレターには何を書くべきで，何を書くべきでないのでしょうか。これは各編集長の好みもありますが，*The Lancet*（ランセット）☞ の編集長であるジョセリン・クラーク（Jocalyn Clark）は，書くべきことには3つあると述べています。

カバーレターに書くべきこと

1. この研究のメッセージは何か（What it says）
2. なぜこの研究は大事なのか（Why it matters）
3. なぜこの学術誌なのか？（Why this journal）

これはデイヴィッド・スタックラー教授の YouTube でジョセリン・クラークがインタビューされたときに話していた内容です（Stuckler, 2021）。

☞ The Lancet（ランセット）：世界で最も権威ある医学・医療系の学術雑誌の一つ。1823 年にイギリスのトーマス・ウェイクリー（Thomas Wakley）によって創刊され，現在はエルゼビア（Elsevier）という大手の学術出版社によって発行されています。医学，保健，臨床研究など幅広い分野の研究論文を掲載しており，特に公衆衛生，内科，外科，婦人科，小児科など多岐にわたるテーマを扱います。非常に厳しいピアレビューを通過した高品質な研究が掲載されるため，学術界や医療現場で非常に大きな影響力があります。また，ランセットは，主要な医学的なニュースや論説も扱い，医療政策や世界的な健康課題についても頻繁に発信しています。

📎 カバーレターに書くべき3つのこと

● "Submitting to Top Journals – Don't Make These Mistakes! (Jocalyn Clark – The Lancet)" by David Stuckler
https://www.youtube.com/watch?v=jjsbqcecEc8 (→QR)

　私の経験上もこの3つが端的に書いてあれば，良いカバーレターだと思います。ジョセリン・クラークが"*BMJ*"☞に勤めていたときには，「良いカバーレターほど短い」と教えられていたそうです。ですので，端的さも大事な要素でしょう。
　一例として以下，私がよく使う形式をご紹介します。

カバーレターの例

［自分の名前］
［所属］
［メール］

［編集長の名前］
［学術誌の名前］，［編集長の役職（Editor, Editor-in-Chief, Executive Editor などと学術誌によって異なる）］

［日時］

Dear ［タイトル（しばしば Prof または Dr）］［編集長の名前］

We are pleased to submit "［論文のタイトル］" for consideration for publication as a/n ［原稿のタイプ］ in ［学術誌名］. The paper reports the first-ever findings about ［斬新さを端的に述べる］.

Our findings suggest ［発見が意味することを端的に］. This is important because ［なぜその研究が大事かを1，2文で述べる］.

We chose to submit our article to ［学術誌名］ because ［なぜこの学術誌かを端的に］.

☞ BMJ：医学系の学術誌で，"*British Medical Journal*" の略です。1840年に創刊されたBMJは，世界で最も古く，最も影響力のある医学雑誌の一つです。

第11章　学術誌に提出する　149

> We confirm that all authors of this article had authority over manuscript preparation and the decision to submit the manuscript for publication. This manuscript has not previously been published and is not under consideration for publication elsewhere. The authors have no competing interests to declare.
>
> Yours sincerely
> ［自分の名前］．

　これはあくまで参考ですが，一つの例としてイメージがわくと思います。学術誌によっては，カバーレターに記入すべき項目を指定しているものもあります。その場合はそれらの項目がはっきりとわかるように書いておきましょう。また編集長が Dr なのか Prof なのか学術誌のページに書いていないことがあります（その場合のほうが多いです）。その際は，編集長の名前をインターネットで検索をして，ふさわしい敬称を見つけましょう。教授であれば，Prof ですし，そうではないが博士号をもっているのであれば，Dr．稀に教授でもなく博士号をもたない人が編集長をしている学術誌もあります。その場合は，たとえば Editor［名前］とするか（こう書くのであれば次の行の「役職」はもちろん不要です），その人のジェンダーがわかる場合には，男性なら Mr，女性なら Ms，トランスジェンダーの人であれば Mx などをつけて書くようにしましょう。またどうしてもわからないときは，安全策をとって 1 つ上の敬称をつけるようにしましょう（たとえば，ある博士号取得者が教授なのかわからなければ，Prof を使いましょう）。

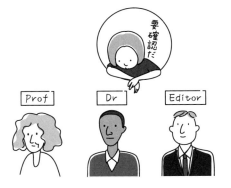

☞ Dr / Prof：筆者はイギリス英語を使うことが多いので，ピリオドを入れていませんが，アメリカ英語を使うときにはピリオドを書いてください。

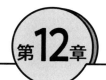

第12章 提出後の作業

1 フォローアップメールを送る

　提出をしたらあとは結果を待つのみです。通常の原著論文（Article）だと提出日から3か月を目安に見て，3か月（短い論文だと2か月）しても返事がなければ，フォローアップメールを送りましょう。その際にはタイトル，提出番号，提出日があると編集室も返事がしやすいので，これら3つは記録するなり，すぐわかるところに保存おきましょう。

　以下はフォローアップメールの例です。

> **フォローアップメールの例**
>
> Dear ［Editorial Office, Editor, または担当者の名前］,
>
> We are inquiring about the review status of our manuscript "［タイトル］" (ID: ［学術誌が与える manuscript ID］), submitted on ［提出日］. Could you please provide us with an estimate of when we might expect to receive your decision? Thank you.
>
> Regards,
>
> ［名前］

　論文を提出した際に学術誌から送られてくるメールに「返信」のかたちで書く手段もありますし，また，学術誌のプラットフォーム上で，論文のステータスを確認するページで"Contact Editor"といったかたちで編集者への連絡方

法が書いてあることもあります。**メール返信の場合は**，送り先のアドレスが
編集室になっているかを可能であれば確認しましょう。自動メールで"Do-Not-
Reply"としているアドレスなどには送らないようにしてください。そうした
アドレスが入っている場合は，学術誌のサイトから編集室のアドレスを見つけ
たり，編集長（または担当編集者）のアドレスを見つけて，そのアドレスに送
るようにします。**プラットフォームから連絡をする場合は**，送信したメールが
自分にも送られてくるかどうかを確認しましょう。自分には送られてこないよ
うだったり，不確かな場合は"CC"などに自分のアドレスを入れておきます。
このような連絡の記録はきちっと取っておきましょう。

　フォローアップメールの送信後，2週間ほどしても返信がない場合は，再送
をするか，再送メールに編集長など関係する人も含めてフォローすると，返信
が来ることもあります。そのようなやりとりの後も，まだ論文の査読結果が来
なければ，そこから1か月後にまたフォローアップメールを送りましょう。学
術誌が言う査読処理が遅い理由として最も多いのは，査読者を見つけるのが難
しいというものです。しかし，それにより研究が前に進まないのもロスなので，
定期的にフォローアップするようにしましょう。

　たくさん論文を出版したいと考えている人や，**チームで論文提出に取り組む
際には出版記録をつけることをお勧めします**。私の研究チームでもプロジェク
トごとに出版記録をエクセルで作成し，隔週の出版ミーティングでは上から順

プロジェクト：オンラインによるグループコンパッション療法

#	タイトル	筆頭著者	著者	最終著者	ターゲット誌	状況
P01	Review on online group psychological interventions	Suzuki I	Smith J, Taylor K, Tanaka K	Oda T	JMIR Mental Health（リジェクトなら ABC Journal）	2024/1/10 提出。提出番号 ABCD123
P02	Feasibility trial of online group compassion therapy	Tanaka K	Oda T, Suzuki I, Sakamoto K, Clarke G, Green P	Nakata H	Mindfulness	データ分析中。来月中旬までに終わらせる。
P03						

図 12-1　出版記録の例

番に進捗情報をチームで共有します。図はその一例です（☞図12-1）。自分のチームが使いやすいようなフォーマットを作るとよいでしょう。

　出版記録は，「提出した論文」「アクセプトされた論文」などで色分けしておくと見やすくもなります。たとえば，提出した段階でその行を黄色にして，レビジョンを要求された段階で緑色に変える。そして，アクセプトされたら，別のアクセプトだけを並べるシートに移動させる，といったかたちでもまとめることができます。

　たとえば，同じエクセルの別のシートに，カンファレンスに提出する予定を作成することもできますし，また，プロジェクトに協力してくれる人たちの情報（名前，メール，所属，住所，ORCID）をまとめたシートもあると便利です。名前に関しては，ある国の人たちの名前は，どれが苗字で，どれがミドルネームで，どれが名前かわからないケースもあるので，そうしたこともここで明確にしておくとよいでしょう。そのような協力者リストを同じエクセルに組み込んでおくことで，提出するときに「所属と住所を教えてください」というようなメールを送る手間（共著者が多い論文の場合は，これはかなり面倒くさい作業になります）を省くことができます。

2　リジェクトであれば次のターゲット誌へ

　提出した論文の結果がメールで送られてきます。第1章でも述べたように編集長の判断だけでリジェクトの場合は，比較的すぐに（提出してから2週間ほどで）返信が来ます。2週間しても連絡がない場合は，査読者に回った可能性があります。多くの学術誌では，プラットフォームにログインをすると，査読経過が示されているので，気になった際は確認してみましょう（☞図12-2）。

　図は一つの例ですが，このように多くの学術誌・出版社では，今，査読の作業の中で，どこにあるのかを示してくれます。

　結果がリジェクトの場合，悔しいですが，気持ちを切り替えて次の学術誌に提出をしましょう。こういうときはどのような思考をしたらよいのか。たとえば，野球の神様と称されるベーブ・ルースは "Every strike brings me closer to

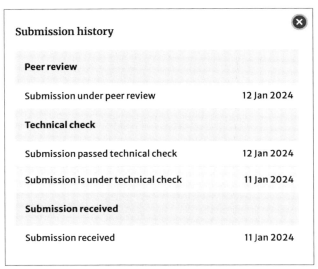

図 12-2　査読経過を示す画面

the next home run（三振をするたびに次のホームランに近づいているのさ）"という言葉を残しています。これは論文出版にも当てはまる部分があります。やはりある程度の失敗を経験しないと，うまくなっていきません。その意味で，今回のリジェクトでまた大事な経験値が一つ増えたと思ってください。論文出版はある意味，確率の問題という部分もあるので，今回リジェクトされたから，次はアクセプトとなる可能性が高まっている，と考える（勝手に思い込む）こともできます。自分がコントロールできない部分である「提出した論文の結果」については，ネガティブに解釈することも，ポジティブに解釈することも可能です。俯瞰して見たり，長い目で見ることで，今回の経験が将来の目的に対していかに役立つかを考えて，「よし，またやるぞ」という気持ちになれるように考えていきましょう。

　私の周りの研究者や教授を見ていても，結局はトライし続ける人が長期的に見て，良い結果を出しています。リジェクトであれば，時間を無駄にせず，次に向かって歩き始めましょう。

　戦略的な話に戻りますが，リジェクトされたときに，次の提出先をすでに決

めていれば便利です．第二，第三希望の学術誌があれば，それらも出版記録につけておきましょう．また，その際にそれらの学術誌のガイドラインにも目を通しておくとよいでしょう．もしフォーマットが大きく異なれば，それだけフォーマットの変換に時間を使うことになります．

また，学術誌によっては**カスケーディング**（cascading）といって，投稿された論文がその雑誌で却下された場合に，同じ出版社が発行する関連の別の雑誌に自動的に転送される仕組みを設けていることがあります．このプロセスにより，出版社は論文が複数の雑誌に再投稿されることによる手間を軽減し，迅速に査読を進められるのです．そうしたことも頭に入れておくとより良い計画を立てることができるでしょう．

> **カスケーディングを行なっている学術誌の例**
> - *"Journal of Medical Internet Research"*
>   https://www.jmir.org/ (→QR)
> - *"The Lancet"*
>   https://www.thelancet.com (→QR)

最後に，リジェクトに対してアピール（appeal），つまり抗議することも可能ですが，よほどのことでない限り成功はしないでしょう．たとえば編集サイドに判断ミスがあったとしても，編集室側はわざわざリスクを負ってまでミスを認めないでしょうし，ミスを認めて新たなチャンスを与えたところで，次の修正が良いものになるかどうかもわかりません．そこでまたリジェクトとなると，編集室から見るとさらにやりとりがややこしくなる可能性があります．このように編集室にはメリットが少ないことが，アピールが成功しない大きな理由の一つでしょう．

3 条件つき受理なら修正作業を開始

学術誌から連絡がきて，レビジョン（revision）つまり修正をしてくれとい

う依頼が来たら良い結果です。おめでとうございます。この段階でアクセプトされる確率は高くなります（もちろん保証されたわけではありませんが）。問われている点に対して，一つひとつきっちりと対応していきましょう。

　修正する際に，学術誌から指示があります。学術誌によって，変更履歴を残すように求めたり，変更したところを違う色で強調するよう求めたり，また変更したところがわからないように求める学術誌もあります。最初の２つ（変更履歴と違う色で強調）のどちらかを求める学術誌がほとんどです。編集室からのメールをしっかりと読んでどのように進めるかを理解しましょう。

　学術誌によっては，査読者コメントの他に，添付物を見ろと指示する場合もあります。これは，査読者がコメント欄以外のところで修正コメントを書いた場合などに使われます。添付物がある場合は，これも見逃さずに読んで，それに基づいて修正をかけていきましょう。

　以下は一つの例ですが，変更した箇所がよくわかるように赤字 🖐 にしたものです。

査読者のコメントにより修正した例

Self-enhancement

Self-report measures can be susceptible to response biases (Kotera et al., 2020). When a self-report measure is used globally, researchers need to be aware of cross-cultural response biases (e.g., social desirability, <u>extreme-response</u>). One notable type of such biases is self-enhancement. Self-enhancement is a tendency to maintain and express unrealistically positive self-views (Dufner et al., 2019). We highlight self-enhancement bias in this commentary, because this bias is particularly relevant to the Individualism-Collectivism dimension (Dufner et al., 2019). Despite the recent findings in commonalities of emotional expressions across cultures (Cai et al., 2016; Cowen et al., 2021), when responding to a self-report measure, people oriented to Individualistic Culture tend to demonstrate stronger self-enhancement than those to Collectivistic Culture (Heine & Hamamura, 2007). For example, European-American students (individualism) rated their self-esteem significantly higher than Chinese students (collectivism). These students also undertook an EEG test, where European-American students demonstrated significantly faster response to positive words to describe themselves than negative words, whereas Chinese did not (Hampton & Varnum, 2018). A Malaysia-UK study identified UK students (individualism) demonstrated significantly more positive view to themselves than Malaysian students (collectivism) in all 12 various mental health outcomes (Kotera et al., 2021). A meta-analysis of cross-cultural studies on self-enhancement (91 comparisons) revealed people oriented to Individualistic Culture showed a notable self-enhancement bias (d=.87), whereas people oriented to Collectivistic Culture did not (d=-.01) (Heine & Hamamura, 2007). However, currently no established, feasible solution exists to counter this bias in GMH.

🖐 赤字（部分）：枠で囲った部分になります。

この論文はグローバルなメンタルヘルスの研究において文化的な違いから生じるバイアスについて述べたもの（Kotera, Ronaldson, et al., 2024a）ですが，赤字部分 が，修正要求に応えるために変更をした部分です。こうすることで，査読者はどこが変わったのか一目で知ることができます。この修正版を提出後，この論文は無事にアクセプトされました。

4 レスポンスレターの作成

　レスポンスレターとは査読者や編集長から依頼された修正点に対して，それぞれどのように修正したのかを回答する文書のことです。修正した論文原稿とともに提出を求められます。段落を分けて書く人もいますし，表を作成して書く人もいます。学術誌によっては，平文（プレーンテキスト）のみでしか返答を受け付けないところもあるので，あらかじめどのようなレスポンスレターで提出が可能かを見ておきましょう。プレーンテキストのみの場合，表は使えないことが多いです。

　以下，レスポンスレターの例です。

レスポンスレターの例

Response Letter
Manuscript ID: ABCD-1234
"［タイトルを書く］"

Dear Reviewers,
Thank you for your helpful feedback. We have systematically revised our manuscript addressing the points you have raised. Please see our responses below. We hope this revised paper is now acceptable for publication.

Reviewer 1
Reviewer 1's comment 1
［*イタリック体でコメントを書く（査読者フィードバックが番号で区切られて*

いないときは自分で内容を見て分ける）〕

Authors' response 1-1
Thank you for your helpful comment. In line with your comment, 〔どのように変えたのか，それが論文のどこにあるのかを書く〕.

….

　一般的にレスポンスレターには自分の名前を書きません。というのも，学術誌によってはダブルブラインド・レビューを採用しているところも多いからです。ダブルブラインド・レビューとは，「著者も査読者も誰かわからない」レビューです。シングルブラインド・レビューは，「査読者は著者がわかるが，著者は査読者が誰かわからない」レビューです。シングルブラインド・レビューを採用している学術誌の場合は，名前を書いても支障はないですが，特にプラスになることはありません。また，シングルブラインド・レビューを希望するかどうかを問う設問がある学術誌では，著者の希望は書けますが，実際になされているかは著者に連絡されないケースもあります。

5 ケンカせず，感謝をして修正する

　査読者のフィードバックにはさまざまなものありますが，特にアカデミアの習慣にまだ慣れていない人にとっては**キツい**と感じられるコメントが多くあると思います。自分が一生懸命書いた論文が批判されている。これは嬉しいことではありません。しかし，**大事なのは査読者が納得してアクセプトできると判断する**ことです。無駄な戦いをしても意味がありません。各コメントに対して，ケンカをせず，感謝をして修正するようにしましょう。

　孫子が以下の名言を残しています。

　「百戦百勝は善の善なるものに非ず。戦わずして人の兵を屈するは，善の善なるものなり」。

　つまり，戦うたびに勝つという，「百戦百勝」は最善ではない。戦わずに相手を屈するのが最善なのだということです。論文を修正する際にも同じことが

言えます。アクセプトという目標に向けて戦わないことが最も良い作戦でしょう。

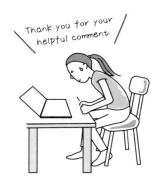

先のレスポンスレターの例にも，"In line with your comment" つまり，「あなたがご指摘されたように」という言葉が入っています。こうすることで，査読者は自分のフィードバックが聞いてもらえたと感じます。査読者も人間ですので，こうした感じをもってもらうことも大事です。"Thank you for your helpful comment" については，Authors' response の最初のほうで一度言えば十分です。comment 2 以降で，査読者 1 に対して再度言う必要はないでしょう。日本人どうしのコミュニケーションであれば，「ありがとうございます」を何度も言うことも変ではないでしょうが，その他多くの文化圏で，同じように感謝をすると変な印象を与えたり，「もうわかったよ，字数・時間の無駄だ」と思われることもあります。

また査読者からのコメント量が多いものであっても，あなたの論文すべてを修正するわけではありません。非常に長いコメントであっても，論文内の修正箇所は数行だというケースも多々あります。長いコメントには威圧感があるかもしれませんが，それに応えるためには何をどれだけ変えたらいいのかを冷静に考え，その理由をレスポンスレターで伝えましょう。

6 修正期限に間に合わない場合

修正を要求されるとき，編集者はいつまでに再提出をしてください，と提出期限を提示します。大規模な修正の場合は 3 か月ほど，小規模であれば 1 か月（もっと短いものもあります）ほどの時間が与えられます。このような再提出期限日は多くの場合，長めに見積もって設定されますが，時にその期限に間に合わない場合もあります。たとえば，急に大学や病院での業務が増えた場合など，期限に間に合わないことがあります。そのようなときは，期限日の前に（で

きれば数日前までに）延長をお願いしましょう。学術誌側もここまでコミットしてきたので，これでリジェクトとなることは極めて少ないと思いますが，ただし，アクセプトに向けてあまり使いたくはない手段だと言えます。延長をお願いする場合，どれだけの延長期間が必要かは，その段階での修正作業の進み具合にもよりますが，長くて1か月，短くて1週間くらいを求めるのがよくあるパターンです。以下，1か月の延長をお願いする際のメール文の例です。

延長をお願いする際のメール文の例

Dear [編集者],

We are writing to request a one-month extension for the resubmission of our manuscript [タイトルと Manuscript ID]. Due to increased workload at our respective universities and hospitals, we are unable to meet the current deadline of [提出期限日].

We would greatly appreciate your consideration of this request.

Thank you for your understanding.

Sincerely,

[名前]

　あまり使いたくない手段ではありますが，やむをえない場合は，このように延長を求める必要もあります。

第13章

受理されてから

　おめでとうございます！　あなたの論文がアクセプトされました。私も数多くの論文を出版してきましたが，今でもアクセプトの瞬間は嬉しいものです。努力が報われた瞬間を十分に味わいましょう。チームで書いた論文であればみんなでお祝いしましょう。

　アクセプトされたのでここで終わり。めでたし，めでたし……というわけではないんですね。ここから出版される論文を多くの人に読んでもらえるように行動することをお勧めします。ダリア・レミラー（Dahlia Remler）教授によると，出版されて最初の5年間でまったく引用されない論文の割合は，医学で12％，人文科学で82％，自然科学で27％，そして，社会科学で32％もあるそうです（Williams, 2014）。もちろん被引用数だけがすべてではないですが，出版したからには引用されるようなものを書きたいと考える人が多いと思います。そのためにもアクセプトされた後の行動は大事です。

　料理番組の例で言うのであれば，ここは，番組ができた後，ちゃんとターゲット層の人たちに見てもらえるように宣伝をしたり，告知をする段階です。

1 広報部や関連チームに連絡

　アクセプトされたことを大学や研究所の広報部や関連のチームに連絡しましょう。場合によっては，オンラインで出版されてからそのリンクを拡散させたいというチームもあると思います。ですので，あらかじめどの部署に（また

は誰に）連絡すべきかを知っておき，そして，どのようなタイミング（例：アクセプトされたときか，オンラインで公開されたときか）で連絡すればよいかを聞いておくとよいでしょう。

　そして，どのような広報をしてくれるのかも理解しておきましょう。たとえば，SNSなのか，オンライン記事なのか，動画なのか，印刷物なのか。字数制限や長さはどれくらいで，画像は使えるのか。読者，視聴者はどういった人なのか。こうした情報があれば，どのようにその論文について話せばよいかがより明確になります。もし大学の学部の広報部がX（旧Twitter）で取り上げてくれるのであれば，通常アカウントの場合，日本語で140文字が制限となります。画像も足せるので，論文に関する画像で注意をひくものであれば，使うことができます。またそのアカウントをフォローしている人はどのような人でしょうか？　学部に属する教員や学生かもしれません。またその科目と関連する産業で働く人かもしれません。そのような場合はある程度の専門用語を，平易な説明なしに使うことができるでしょう。また学部の中でも，地域や患者とのつながりを高める趣旨のアカウントの場合は，専門用語をよりわかりやすく説明した表現にするほうがよいでしょう。これも論文作成時と同じように，オーディエンスを意識して書くとよいと思います。

　もしこれらの情報がすべてあらかじめわかっているのであれば，論文を書いている段階から，たとえば「大学のこのアカウントからこのような140文字のツイートをしてほしい」などと考えておくことができます。ツイートのように「短く書く」というのは非常に良い訓練になります。ターゲット層の人たちに対して，何をアピールすればよいのか，また，研究を簡潔に伝えるにはどうしたらよいのか，これらを考えることがより深い理解につながります。

2 履歴書やプロフィールに足す

　これも大事なことです。履歴書やプロフィールの更新は必要なときに一気に行なう人も多いと思いますが，理想はその都度するべきでしょう。こうすることで，その論文を追加することを忘れないですし，必要なときにすっと出すこ

とができます．私もこんなことを言いながらできていませんが，都度更新するほうがよいです．出版後の作業の流れの一つとして加えておきましょう．

ORCID アカウントを持っている人は，ここも確認をしておきましょう．もしなければ，手動で入力しておきます．またその他，たとえば，リサーチゲート（ResearchGate）のアカウントを持っている人であれば，その論文のタイトル，著者，学術誌，DOI，アブストラクトを入力しましょう．各学術誌の規定によりますが，多くの場合，オープンアクセスの論文であれば，全文を掲載することもできます．

アカデミックの世界では ORCID がリサーチゲートよりもよく使われている印象があります．たとえば，イギリス政府機関の健康に関する研究費のサイトでは，ORCID からであれば，その情報（出版物や学歴など）を直接的にエクスポートすることができますが，リサーチゲートからはそれができません．しかし，面白いことに ORCID 登録者数は 2022 年時で 1500 万人（Young, 2022）であるのに対して，リサーチゲート登録者数は 2023 年 9 月時点で 2500 万人（ResearchGate, 2023），とリサーチゲートのほうが多いそうです．

3 論文の簡易版を情報サイトに出す

論文を平易な言葉で短くまとめた簡易版を情報サイトに出すこともできます．こうすることであなたの論文にアクセスする人を増やすことができます．たとえば，私が以前アソシエートエディター（副編集長）を務めていた MRIC Global でもそのような記事を募集していますし，英国カウンセリング心理療法協会の雑誌 "BACP journals" でもそのような記事を募集していることがあります．

簡易版の情報サイトの例

● MRIC Global（Medical Research Information Center-Global）
https://www.mricg.info/ →QR

第 13 章 受理されてから　163

● BACP journals
https://www.bacp.co.uk/bacp-journals/ (→QR)

　その他，自分のブログをお持ちの方であれば，そこに載せることもできますし，所属する大学にブログがあればそこにコンタクトすることもできます。論文よりも気軽に読める記事の中で，多くの人にとってわかりやすい文章で紹介することで，いろいろな人に論文を見てもらえたり，論文を読む際により深く理解してもらうことができるでしょう。

4 引用されることの重要性

　これらの行動を起こすことでその論文はより多くの人に読んでもらえるようになり，引用される可能性が増えます。引用されることは研究者にとっては非常に大事なことです。「どれだけ引用されたか」はアカデミアでは非常に大事な意味をもちます。

　たとえば，第1章で述べたように，学術誌の質を表わす指標の一つに「インパクトファクター」があります。これはその学術誌から出版される論文の被引用数の平均値であり，論文の影響を示唆するものとなっています。インパクトファクターがすべてではないという風潮は強くなりつつありますが，それでも大事な指標です。

　また研究者の質を表わす指標の一つとして「h 指標」というものがあります。これは，「n 回引用された論文が n 件ある」ことを示します。たとえば，5回引用された論文が5本ある人は，h 指標が5となります。あくまで指標の一つですが，この h 指標も被引用数が関係しています。

　これらの指標はアカデミアにおいて今でも大事な数値だと考えられています（Kamrani et al.,

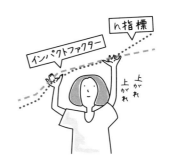

2021)。たとえば，ある研究職（時に教育職においても）の採用の際には考慮される数値です。もちろんそれらがすべてではないですが，普段から自分の論文がいかにより読まれて，より引用されるかを考えておくことは大事なことです。

また最近では「**代替する指標**」として「**オルトメトリクス（Altmetrics）**」も注目を集めています。文字通り"Alternative（代替する，もう一つの）"，"Metrics（指標）"です。つまり，従来のアカデミックな引用をカウントするものとは異なり，オンライン上で取り上げられたりした数などをカウントして，論文の影響力を測定するための指標や質的データです。オルトメトリクスはさまざまなプラットフォームやメディアを通じた研究の広範なインパクトをとらえ，デジタル時代に研究がどのように議論され，共有され，利用されているかをより包括的に把握することができます。

以下，少し極端ですが，私が論文を指導した社会人で修士号を終えたセラピストが論文を出版した際の事例を紹介しましょう。この論文は"The beneficial effects of a single hypnotherapy session using parts negotiation for specific phobias（特定の恐怖症に対するパーツネゴシエーションを用いた1回の催眠療法の有益な効果）"というタイトルで，2022年3月にオンラインで先行出版されました（Papagianni & Kotera, 2022）。それから2年ほど経つのですが，学術論文には一度もまだ引用されていないものの，オンラインのニュース記事で25回も取り上げられました。以下がこの論文のオルトメトリクスを示すページ（☞図13-1，→QR）ですが，輪の下にも あるように"in the top 5% of all research outputs scored by Altmetrics（オルトメトリクスによって計算されたすべての研究アウトプットの中でトップ5％に入る）"ほど非常に注目された論文となりました。学術論文引用がゼロということを考えると，研究者は興味はないが，ジャーナリストやニュースをレポートする人には興味のあるものだ，ということでしょうか（ちなみに，この論文を掲載した学術誌の編集者から「オルトメトリクスが非常

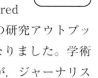

☞ 輪：図の赤色の輪はニュースなど「主要メディアの報道」を表わします。その他の輪の色はそれぞれ，青：X（旧Twitter）／黄：ブログ記事／水色：Facebook／紫：F1000（出版後の論文評価をする研究者向けのオープンな研究出版サービス）／緑：Wikipedia／灰色：その他の情報源（LinkedIn, Pinterest, Redditなど）／オレンジ：特許／ピンク：政策文書を表わします。

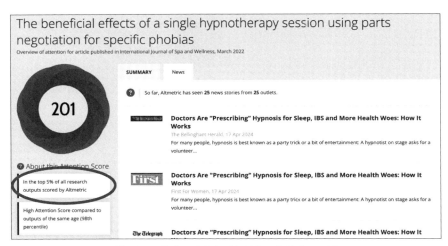

図 13-1　論文のオルトメトリクスを示すページ
https://www.altmetric.com/details/162592891/news

に高い論文を書いてくれてありがとう，これからもよろしく」という感謝の言葉をもらいました。それだけ，多くの学術誌が気にしている数値だと言えます)。

　こうしたことを考えると論文に引用されるだけではなくて，他にどのような情報源に引用される可能性があるかも考えるとよいでしょう。そして，良いターゲットが特定できたらそのような人が集まる団体などにアプローチをかけるのもよいかもしれません。

5　次の論文出版へ

　ここまでくると，もうすでに動き始めているかもしれませんが，**その論文の続編に取りかかりましょう**。今回の発見を踏まえて，次は何を明らかにしたいのか。これは非常に大事です。こうしたことは慣れてくると，論文を書く前の段階で，思い描くことができます。たとえばマインドマップを使い，仮説やリサーチクエスチョンのつながりを描くことも可能です。こうすることで，研究に一貫性が出てきます。**研究の一貫性は，自分の研究者としてのブランドにも影響するので，大事な事柄**です。また，もしあなたが論文出版による博士号(PhD by publication）の取得を考えている場合にも大事です。論文出版による博士号では，1つのテーマに関するいくつかの出版された論文（大学によっては査読中の論文も一部カウントされる）を並べて，それに対して論じていくというかたちを取るものが多いです。これらの論文出版を通して，何がわかったのか，何が課題なのか。そのようなことを新たな論文として論じ，それを提出します（"Critical Appraisal"などと言われます）。一貫性のある研究をしていると，その議論もスムーズに行なうことができます。**「次は何を明らかにする必要があるのか」**これは論文出版後だけではなく，常に考えておくべきことでしょう。

　論文による博士号を紹介しましたが，これは最もスタンダードだとされる長い博士号論文を書いて，博士号を取得する，いわゆる"Big book（ビッグブック）"と言われる過程とは異なるルートです。ですので，論文による博士課程を受け入れている大学，受け入れていない大学が存在します。このルートに関する情報も非常に少ないです。たとえば書籍では，*"PhD by published work: A practical guide for success"*（Smith, 2015），*"Landscapes and narratives of PhD by publication"*（Chong & Johnson, 2022）くらいでしょうか。論文が何本あればいいのかは，各論文の質の高さ（出版した学術誌のインパクトファクターなど）であったり，自分が共著者グループの中で重要な役割を果たしたかどうか，またどれだけ強くそれぞれの論文が関連しているか，などの要素によります。ですので，論文出版による博士号取得を決断し，希望の大学が決まったのであれば，その大学の過去の博士号取得者の論文を見るとよいでしょう。スタンダードではないルートなだけに，その大学のリサーチオフィスに問い合わせたり，ウェブサイトにある情報をきっちりと読むことが必要となります。

　論文出版による博士号の利点としては，博士号をとった時点で論文が数本，すでに出版されていることがあることです。博士号を取ってからもアカデミアで活動したいと思っている人にとっては，これはロケットスタートとなります。多くの場合，通常の博士課程（ビッグブック）をしている人の場合，その長い博士号論文を書いて，そのプロセスの後半で，もしくは，博士号を取得してから，学術誌に論文を出そう，という流れになります。その面で，論文出版による博士課程をしていると，博士号を取る前から出版物がある，という状態になります。

　また多くの場合，**論文出版によって博士号を取る人は，ある程度自分で出版**

をしてから，博士課程に申し込むことになるので，実際プログラム授業料（授業は受けないですが）を払うのはフルタイムで1年ほどです。ですので，イギリスの場合だと通常の博士課程（フルタイムで3～4年）の3分の1～4分の1の授業料ですみます。

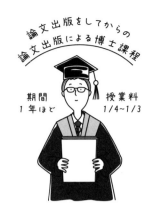

博士号プログラムに申し込むのはある程度の数の論文が揃ってからなので，**研究テーマに少し柔軟性をもたせることもできます**。たとえば，あなたの研究分野が「アプリを使ったマインドフルネス療法によって，日本人労働者の対人恐怖症を緩和する」ことなのであれば，一つの論文シリーズとして，「アプリを使ったマインドフルネス療法」に焦点を当てた論文を書き，もう一つのシリーズとして，「日本人労働者の対人恐怖症」に焦点を当てた論文を書いていくことができます。そして，どちらのシリーズにおいても論文を学術誌に提出します。そこでもし「日本人労働者の対人恐怖症」の論文がどんどんアクセプトされたのであれば，博士号のテーマに「日本人労働者の対人恐怖症」を選ぶとよいでしょう。逆に「アプリを使ったマインドフルネス療法」の論文がよくアクセプトされたのであれば，そちらを選ぶこともできます。そういう意味では通常のビッグブックによる博士課程よりも柔軟性は高いと言えます。

デメリットとしては，アクセプトの判断は学術誌が行なうので，計画が立てにくいということがあります。しかも一つの結果を知るのに3か月ほどかかります。したがって，通常のビッグブック博士課程だと「だいたいフルタイムで3年したら博士号をとっているので，その後はこれをしよう，あれをしよう」と大まかな計画を立てることができますが，論文の博士課程の場合はそうした計画が立てづらいです。

また「そもそも出版できるようなスキルがないから博士課程をしているんだ」という人も多いと思うので，スキルの順番的におかしいとも言えます。しかしながら，修士課程で論文出版に必要なスキルを身につけた人にとってはふさわしいルートかもしれません。

第14章 その他，注意すべきこと

1 チームで書く際

　論文を書くにあたり，個人や数人で書くことも，チームで書くこともあると思います。たとえば，研究費を10人ほどのチームで獲得した場合などは，そのチームで出版に取りかかることもあります。その際に何が大事でしょうか。

　チームの中で論文に参加したい人がいたら，まず何をしたらよいでしょうか。チームで論文を書くといっても，各論文には筆頭著者がいるので，その人が論文の先頭に立って牽引をしますが，**あなたが筆頭著者になった場合は，まず論文の参加者に何をお願いするのか，そして，共著者の順番として何番目になるのかをあらかじめ伝えましょう。**また具体的に何か書いてほしい部分があれば，それが論文のどこに当たるのか，字数はどれくらいか，どのような論文を引用したいのか，いつまでに書いてほしいのかを明確に伝えましょう。

　次の例は先日書いた論文で2人の共著者に小さなセクションをお願いしたときの文章です。それぞれ250語を2週間でお願いしました。

> **チーム執筆時の依頼文の例**
>
> *Jane（仮名）250 words.* In practice of positive mental health, personal recovery is one area that has been attracting attention. Personal recovery means xxxx [definition]. For example, personal recovery is embedded in the national policies in this country, this country and that country. The United Nations' xxx also highlights mental health personal recovery. CFT or compassion-based approaches

can be used to facilitate personal recovery. For example, xxxx[you can look up self-help compassion exercises, such as compassion writing, compassion imagery, compassion breathing] can be introduced to the public. Public approach about personal recovery using CFT can help advance implementation of personal recovery at a wider level.

訳

ジェーン（250語）　ポジティブ・メンタルヘルスの実践において，パーソナルリカバリーは注目されている分野の一つである。パーソナルリカバリーとは，xxxx［定義］を意味する。たとえば，○○国や○○国，○○国の国家政策には，パーソナルリカバリーが組み込まれている。国連の○○○○も，メンタルヘルスのパーソナルリカバリーを強調している。パーソナルリカバリーを促進するために，コンパッション・フォーカスト・セラピー（CFT）やコンパッションに基づいたアプローチを用いることができる。たとえば，○○［コンパッションに基づくライティングやイメージング，呼吸法など，自分で実践できるエクササイズを調べてみてください］は，一般の人々に紹介することができます。CFTを用いたパーソナルリカバリーについての一般へのアプローチは，より広いレベルでのパーソナルリカバリーの実施を促進するのに役立つ。

Ken（仮名）250 words. More international studies are needed in CFT. Out of the 16 included studies, only four were from non-Western countries namely Japan and Iran. Iran was the only low- and middle-income country (LIMCs). These are similar to the current landscape of mental health research. [you can cite Heinrich's review on WEIRD countries; almost all samples in psychology are from western educated industrialised rich and democratic countries]. More non-WEIRD research is needed, especially from LIMCs. [state reason why e.g., mental health care disparity between Global South and North creates big health and societal problems] .This indicates low-cost, easy-to-do CFT exercises need to be introduced and implemented in those countries. For example, [examples of low-cost easy-to-do self-help psychological interventions that are used a lot in LIMCs, eg CBT]. [then give advice to CFT practitioners based on that example].

訳

ケン（250語）　CFTに関しては，もっと国際的な研究が必要である。対象となった16の研究のうち，非西洋諸国からのものは日本とイランの4つだけであった。イランは唯一の中低所得国であった。これらは，現在のメンタルヘルス研究の状況と似ている。［ここでWEIRD諸国に関するハインリッヒの総説を引用してもいいでしょう；心理学におけるほとんどすべてのサンプルは，西洋の教育を受けた工業化された豊かで民主的な国々から得られている］。より多くの非WEIRD諸国からの（特に中低所得国からの）研究が必要である。［そして，その理由を述べてください。たとえば，グローバル

> サウスとグローバルノースのメンタルヘルス医療の格差は，健康と社会に大きな問題
> を生んでいることなど]。このことは，低費用で簡単にできる CFT をこれらの国々で
> 導入し，実施する必要があることを示している。たとえば，[LIMCs で多く使われている，
> CBT のような低コストで簡単にできる自助的な心理学的介入の例]。[そして，その例
> に基づいて CFT 実践者に助言を与えるようなかたちで書いてください]。

　送られてきたものは私のほうで編集や追加をしました。この場合，どちらの共著者もまだ若手研究者だったので，彼らの出版歴を増やすという目的もありましたが，質の高いパラグラフのドラフトを書いてくれました。このように具体的な内容を示してもよいですし，そこまでは不要な人もいるでしょう。共著者に合ったアプローチをしていきましょう。

　また，特に長期間にわたって書き上げる論文の場合は，定期的なアップデートをしましょう。これも共著者の好みなどにもよりますが，1，2か月に1回，端的なアップデートをするのがよいでしょう。こうすることで，各共著者のエンゲージメントを高く維持して進めることができます。

2　学術誌と良い関係性を築く

　学術誌の編集部の人たちと良い関係性を作りましょう。これはたとえば，問い合わせが来たら丁寧に，比較的すぐに返信をすることだったり，聞かれたことに対して明確に答えることだったりします。返答に時間がかかるならまずはそれを伝えて，相手が困らないようにするなどの気遣いも大切です。そのようにして学術誌と良い関係性を構築しましょう。

　同じようにもし編集長やスタッフに会う機会があれば，ぜひ会いましょう。私の研究チームでも年に数回トップジャーナルの編集長に会う機会があります。会って，彼らと話をすることで，その学術誌がどういった論文を求めているのかよりよくわかります。文字情報や YouTube などの動画だけではわからなかったことがわかることも多々あります。

　良い関係性を長期的に築いていくことによって，その学術誌が求めていることがよりわかったり，関連する特集を教えてもらえたりなど，論文を出版する

うえでは良いことが多いです。

　ほとんどの場合，どの学術誌も求めていることは似ています。より多くの読者を獲得したいだとか，その分野において最高のインパクトファクターを得たい，知名度を上げたい，などです。そのために，当学術誌ではこのような内容の論文を特に募集している，といったような戦略があります。そうした情報はウェブサイトに書かれてはいるものの，非常に曖昧です。ですので，実際に編集者に会えたらそれがベストですし，会えなくてもウェビナーなどでニュアンスをつかむことができたら，それも非常に有益な情報です。「**この学術誌にとって何がプラスか？**」そうしたことを考えながら，関係性を築くようにしましょう。

3 ボランティア査読をする

　良い関係性を築く一つの行動として，ボランティア査読があります。たとえばある学術誌に論文を出したいと考えているのであれば，その学術誌からのレビュー依頼は引き受けましょう。そして良いフィードバックを提供しましょう。そうすることで編集長はあなたのことをより覚えてくれますし，あなたが論文をしっかりと読む力のある人だと理解してくれます。そのように名前を覚えてもらうと，あなたが質の高い論文を提出したときに，「これは良い論文だ」と第一印象で思ってもらえる可能性が高くなります。

　また現在では査読の経験を記録するサイトもあります。**ウェブ・オブ・サイエンス**（Web of Science：https://www.webofscience.com/ →QR ）（旧パブロンズ；Publons）がそのようなサイトの中でも最も知名度の高いものだと思いますが，こういったサイトで，あなたの査読履歴を作っておくと，アカデミックな仕事に応募する際などには，その分野に貢献するプロフェッショナルな経験として示すことができます。

　もし特定の学術誌と関係性を築きたいのであれば，その学術誌のボランティア査読をたくさんするというのも一つの手かもしれません。査読のチャンスが来ないのであれば，より経験のある研究者などに声をかけておくと，彼らに依

頼が来たときに転送をしてくれるかもしれません。

　また学術誌が編集チームのメンバーを募集している場合もあります。自分の出版成績に大きな影響を与える学術誌であれば，応募をしてメンバーとして学術誌に貢献することも一つの策です。このような情報はたいてい，その学術誌のサイトに掲載されています。

　たとえば"*BMC Psychology*"は次のようなページを設け（☞図14-1，(→QR)），編集チームのメンバーを募集しています（2024年5月時点）。こうした募集はランダムに起きるので，その都度サイトを見る必要があります。また，自分の大学やチームに，ある学術誌の編集チームのメンバーがいたのであれば，その人から話を聞いておくことも有効です。

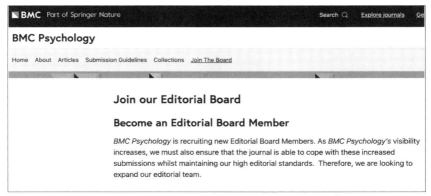

図 14-1　BMC Psychology の編集チームメンバー募集のページ
https://bmcpsychology.biomedcentral.com/join-our-editorial-board

4　査読者や編集者の経験をする

　前節3と似ていますが，査読の経験をすること，または特別号（special issue）などの編集長をすることは，論文を書くうえでも良い経験となります。なぜなら，論文を判断・評価する側としての経験を得られるからです。この経

第 14 章　その他，注意すべきこと　173

験は大きなアドバンテージとなります。論文を書きながら査読者がどんな疑問をもつか，どんなツッコミを入れたがるかを考えながら書くことができるようになるのです。また，編集長の経験は，学術誌を全体的に見たときに，どういった内容の論文が薄いと感じ，どういったデザイン・手法の論文が足りないと感じるのかなど，論文単体ではなく学術誌の中での位置づけで，それぞれの論文を評価する能力を得ることにつながります。それによって，この特別号だとか学術誌に足りていない点は何か，自分の論文はどのように貢献できるかといったことを考えられるようになるのです。こうした経験はある程度，論文を出してからでないと巡ってこないかもしれませんが，早い段階で経験すると，書く際の大きなプラスになるでしょう。

5 スキャム招待に気をつける

　出版し始めると，出版された論文に載っている著者メールアドレスを見て，スキャム，つまり詐欺メールを送ってくる人がいます。この種のメールでは，「自分たちの学術誌に論文を提出してくれ」だとか，「会議でプレゼンをしてくれ」と依頼されます。また，よく教授でもないのに人を「教授」と呼び，「○○に招待する」だとか，「あなたのこの論文を読んでメールさせてもらいました」というような文面で送られてきます。メールのフォントがバラバラで，明らかに論文名と名前をコピー＆ペーストしているとわかったり，送信元が大学や研究機関のメールアドレスでなかったりするなど，信頼できるメールかどうかを見分ける方法はいくつかあります。また，その学術誌名や会議名に"predatory（ハゲタカ（ジャーナル））"という言葉をつけて検索したり，"legit（ちゃんとしたもの）"という言葉をつけて検索をすることで，信頼できるかどうかを見分けることもできます。また，大学や研究機関に勤めている人は，図書館のスタッフに信頼できるかどうかを聞くこともできます。私も以前，ポルトガルの大学から本のチャプターの依頼を受けた際に，信頼できそうな内容だったのですが，念のため図書館のスタッフに尋ねたことがあります。彼らが依頼者のプロフィールやそのポルトガルの大学のことを調べてくれ，信頼できるグループ

だとわかりました。その後，本は無事に出版されました。その他，ハゲタカジャーナルのリストとして，よく使われているものにベールのリストがあります。

🔗 **ハゲタカジャーナルのリスト**
● Beall's List
https://beallslist.net/ （→QR）

これも便利なツールです。ここで調べる際には学術誌の名前だけではなく，その出版社の名前もチェックしましょう。たとえば非常に新しい学術誌であれば，まだベールのリストには載っていないかもしれません。ですが，それはハゲタカ出版社が最近作った学術誌だ，という場合もあるのです。ベールのリストと同じようなツールとして，キャベルズがあり，こうしたツールで調べることもできます。

🔗 **ハゲタカジャーナルのデータベース**
● Cabells
https://cabells.com/ （→QR）

ある研究者が自分のメールに届くスキャムメールを分析したところ，ハゲタカジャーナルが研究者に請求する金額は 50 米ドルから 1,099 英ポンドと非常に大きな幅があったとのことです（Ali, 2021）。1,099 英ポンドというと，かなりの額で，2024 年 10 月のレートで約 21 万 5,000 円になります。

では，どのようにスキャムメールを判断したらよいのでしょうか。まず，競争率の高い学術誌は基本的には招待メールを送りません。しかし，あなたが数多くのインパクトの高い論文を書いている場合，学術誌から声がかかることがあります。または，知り合いの知り合いがちょうど新しい学術誌を作っていて，そこに提出を求めてくるということもあるでしょう。そんなときにそれがスキャムメールかどうかを判断できるサインをアリゾナ大学の図書館がまと

めてくれていました（The University of Arizona Libraries, 2024 →QR）。

スキャムメールの見分け方

- 迅速な出版を約束している
- ホームページの表現が（読者ではなく）著者だけをターゲットにしている
- 撤回，訂正・正誤，剽窃に関する明確な方針がない
- 原稿の取り扱いプロセスに関する説明が不足している
- 連絡先メールアドレスがフリーアドレスである（大学や出版社のアドレスではない）
- オンライン投稿システムではなく，電子メールでの原稿提出が求められている
- オープンアクセスを謳う学術誌が，出版された研究の著作権を保持しているか，著作権について言及していない
- 学術誌のコンテンツがアーカイブされ，保存されるかどうか，またどのように保存されるかについての情報がない
- 学術誌の扱う分野が明確でない
- ウェブサイトにスペルミスや文法ミスがある
- ISSN（International Standard Serial Number；国際標準逐次刊行物番号）がない
- MEDLINE, Scopus, PsycINFO, Web of Science, その他の正規の抄録・索引サービスやデータベースに索引づけされていない
- 学術誌のタイトルが，既存の学術誌のタイトルと非常に似ていて，1語または2語が異なっているだけのもの
- 評判の高い，または既知の出版社から発行されていない学術誌
- 学術誌ではなく業界誌のように見える

　また私が経験したことですが，このようなスキャムメールをメールボックス上で次々と，「スキャム報告」していくと，それらのメールが迷惑メールボックスに行ってくれて助かるのですが，それと同時に，提出した学術誌からの連絡メールも勝手に迷惑メールボックスに送られていた，ということがありました。ですので，スキャムメールを報告するなら，定期的に迷惑メールボックス

は見ておくべきですね。

6 理不尽な組織内政治に負けない

論文とは直接関係ないように思われるかもしれませんが，原正彦先生が『臨床研究立ち上げから英語論文発表まで最速最短で行うための極意』（原，2017 →QR ）の中でおっしゃられていたように，これも実際問題すごく大事なことです。理不尽な組織内政治は，どの組織にいても必ずあります。理想はいてほしくないですが，あなたの論文出版を好まない同僚もいるかもしれません。したがって，**論文を書いている間から，そういった抵抗する力が出てくることを想定しておきましょう**。そして，そういう人たちがどのようなアクションを取るか，あらかじめ想定しておきましょう。想定をしておけば，そうしたことが実際に起きた際に強いショックを受けなくてすみます。「また言っているな」という感じで冷静に対処をすることができます。

私自身もかつての上司が，まったく研究ができない人で私の研究をすごく嫌がっていました。契約上，研究は主要業務の一つであるにもかかわらず，特定の業務が終わらないと研究をしてはいけないとあからさまに言うような人でした。また何か大学や学部にニュースがあったら（研究云々と関係ないものでも），「あーもうこれなら研究なんかしている場合じゃないね」と言うような人でした。しかしながら，私自身，自分の道は研究で，論文を書いて出版するのも，その中の一つの大きな要素だとわかっていたので，そういった言葉にもブレずに，進んでいきました。

このように研究ができないけれども，長年組織にいたから，管理する側についているというような人は，日本だけではなく，いろいろな国に多くいると思います。そういった人たちと喧嘩せずにうまくやっていくことが大事です。長い目で見ると，このような人は絶対に良い研究で成果を出すことはできません。ですので，無駄な戦いはせずに，**自分は自分のゴールに向けて，ゴールとの距離を縮めることに専念をして，そのような雑音にできるだけ時間もエネルギー**

も使わずに前に進んでいくことが大事です。わけのわからないことはたくさんあります。しかしながら，大事なことは，**研究者として自分がゴールに向けてより多くの力を使えているか**ということです。そして，成長すること。成長はいずれ成果に結びつきます。したがって，自分の大事なゴールとの距離を縮めることだけに集中して，前に進んでいきましょう。もちろん組織内政治には研究ができる人があなたの研究を邪魔するケースも多々あります。そのような人がいてもあなたはあなたのゴールに向かって進んでいってください。こうしたメンタルのタフさや大事なことに集中する力も，論文を書いていくうえでは大切なので，理不尽な組織内政治に負けない力もつけていきましょう。

7 学ぶことの楽しさを忘れない

　学ぶことは楽しいです。学ぶことは成長です。学ぶことは力です。この楽しみは誰もあなたから奪うことができません。そして研究の仕事というのはこの楽しみを仕事にできる，本当に恵まれた仕事だと思っています。学ぶことはそれだけで快感ですし，それだけで財産です。ですので，成果を出すことはもちろん大事ですが，成果が出ようが出まいが，あなたは学んでいます。毎日毎日，論文を読んで文章を書いて仲間と相談して，学び続けている。このことのありがたみや嬉しさを忘れないようにしましょう。こうした気づきがあると結果がどうであれ，自分は学びというデザートをもらっているんだ，学びという報酬をもらっているんだ，と気づくことができます。

　こうしたものの感じ方を内発的動機と言いますが，私の研究でも内発的動機がすごく大事だという結果が出ています。なぜならば，内発的動機を満たしている人は，メンタルヘルス的にも健康だし，幸せだからです。研究においても，内発的動機が高い人は，やはり学びの楽しさや充実感をすごく感じている人が多いです。そして，もちろん言うまでもないですが，そういう人は大きな成果を出すことができます。皮肉なことに内発的動機の高い人は，自分が学んでいる楽しさに焦点を当てていて，それほど結果（外発的動機の対象）にこだわっているわけではなくとも，大きな結果を出していくのです。ですので，**学びの**

楽しさというのは毎日，強く感じてください。第1章で触れたようにサッカーの本田圭佑さんも「成功にとらわれるな。成長にとらわれろ」と言っています。それぐらい成長，学びというのは大事なことです。私は学ぶことと，人に貢献することの2つに焦点を当てると，自分が長期的に幸せになるということがわかっているので，論文を書く際にも，自分が成長していると感じること，そして自分の書いた論文やグラントが実を結んで，人の役に立つんだというイメージをもって研究活動をするようにしています。

8 書く習慣のつけ方

　書く習慣をつけることはとても大切です。書く習慣があるとストレスなく，書く作業に入ることができるからです。習慣をつけるとそれが実力になります。ですので，いかに習慣づけを上手にするかが大切になってきます。まだ書くことに慣れていない人は1日5分でいいので書くことを始めてください。これは私が英語を効果的に覚えた方法とも関連するのですが，「やる気の木に水をあげすぎない」ことが大切です。つまりやる気があるときにやる気をすべて満たす量の努力をしてしまうと，次の日また練習しようという気持ちが失せてしまうのです。ですので，初めのうちはやる気の木を育てるために「まだちょっと物足りないな」と思うくらいで終わることが大切です。そうすると明日またしたくなります。ボディービルディングの世界チャンピオンが，世界一になるためのコツについて聞かれて，「コツは練習しないこと」と言っていました。これが何を意味するかというと，その日のうちにやる気すべてを満たす練習をしてしまうと，次の日練習したくなくなるので，満たされない段階で練習を終えるということです。また明日も練習したいと思うところで終わり，また次の日，前向きに練習に取り組む。それを繰り返していくうちに一日の練習量が増え，さらに継続的・長期的に能力を高めていくことができるようになります。書く習慣も英語の習得も同じだと思います。やる気の木に水をあげすぎない。書くことに慣れていない人は，まずは5分でいいから集中して書いてみてください。ちょっと物足りないと思うところで終えて，次の日もまた5分書き，1週間続

けられたら，それを10分に増やしてください。そうして徐々にゆっくりと量を増やしていくとよいでしょう。人によって行ないやすい時間は異なると思います。たとえば，子どもがいて，子どもが起きている時間はできないという人は，子どもが寝静まってから書く時間を設けてください。そうして毎日10分，30分，1時間と，少しずつ集中する時間を作っていきます。そうすることで，莫大な作業に見える論文執筆も，効率的に書いて進めていくことができます。そのような習慣を身につけることが大きな成果につながるのです。あのイチローさんも「小さいことを重ねることが，とんでもないところに行くただ一つの道」とおっしゃっていました。一日一日の小さな積み重ねが気がついたら大きな成果になっている。やる気の木を育てるように，自分のやると相談しながら長期的な目で進めていくことが，書く習慣を作ることに役立つでしょう。

また論文は大きな作業に思えるかもしれませんが，**実際に論文でじっくりと考え，創造性を要する部分は5％ほどだ**と『なぜあなたは論文が書けないのか?』（佐藤，2016 →QR）の著者，佐藤雅昭先生がおっしゃっていました。ですので，頭が冴えている
ときにコアの作業をして，疲れてきたときには，作業的にできること（関係のある論文の検索，リファレンスや一貫性，誤字・脱字，ガイドラインの確認，勢いよく下書きを書くなど）を行なうことも戦略の一つでしょう。

❾ どのような英語表現が良いのか

　どのような英語表現が自分の分野もしくはターゲットの学術誌に対して良いのか。これは常に研究し続ける必要があります。ここでの研究というのは常に周りを見て考え続けるということです。おそらくこの本の読者の方々にとって，英語は母国語ではなく，第二，第三言語であると思います。なので，さまざまな表現方法を勉強しておく必要があります。河本健先生，石井達也先生の『トップジャーナル395編の「型」で書く医学英語論文』（河本・石井，2018 →QR）などの書籍では，医学分野のトップジャーナルに掲載されている論文でどのような表現が使われてい

るのかを紹介してくれています。メンタルヘルス論文を書く場合，分野として
は医学だったり，心理学だったり，公衆衛生学だったりします。それらの分野
でどのような表現がよく使われるのか研究し続けましょう。

　もちろん自分の論文の文脈によっては同じ表現を使えないことは多々ありま
すが，それでもどのような表現がよく使われているのかを知ることで，論文の
中で使える箇所が出てくるかもしれません。またその表現を使うことで，そこ
から発展した新しい表現に結びついたりもするので，使いながら磨いていくこ
とができます。これは非常に力になります。英語の表現力については長期的に
改良し続ける必要があると思うので，最新の論文を読んだり，共著者の人から
学んだりして表現力を高め続けましょう。

🔟 データがない場合は小論文を

　「論文を書きたいんだけれども，データがない」と言う人がいます。データが
ない場合は文献レビューなら書くことができますが，「そこまで時間を割くこと
もできない」と言う人もいます。そのような場合でも小論文を書くことは可能で
す。学術誌によっては小論文を受け付けないジャーナルもあるので，これはあ
らかじめターゲットの学術誌が，小論文をアクセプトするのかどうか，ガイドラ
インを見て確認しておきましょう。小論文には，Commentaries, Perspectives,
Brief reports など，さまざまな種類があります。これらの他にさらに短い
Letters to the Editor, Correspondances といった種類のものもありますが，こ
れらはその学術誌で新しく出版された論文に対して何かを訴える場合に使われ
ることが多いので，自分からテーマを決めて書く場合には不向きでしょう。

　自分でテーマを決めて，そこから学術誌を絞って，その学術誌が小論文を受
け付けている場合，長さなど，その学術誌のガイドラインに沿って小論文を書
いていきましょう。多くの場合，1,000 〜 2,000 語くらいです。「まずはそのよ
うな小論文から始めてみたい」というのもよくある声です。私が指導している
医療従事者や教育者，コンサルタントも，現場の仕事で忙しいので，なかなか
論文を書く時間が取れませんが，その中で自分が筆頭として書くのであれば小

第 14 章　その他，注意すべきこと　　181

論文だということで 1,200 語ほどの小論文を書いています。そのように，まずは小論文から入って小論文を数件積み重ねて，次はレビューを書きます。レビューを書いたら，今度はシステマティックレビューを書き，そして，そこからデータを収集するような研究に入っていくのです。そうすることで，筆頭著者としての論文を 7, 8 件，蓄えることになります。それを博士号に変えようと考えている人もいらっしゃいます。そのような小さなステップから始めることも可能です。以下に小論文の例をご紹介しておきます。小論文とはどのようなものか感覚が得られると思います。

> 📎 **小論文の例**
>
> ● Kotera, Y. & Rhodes, C. (2020). Commentary: Suggesting shinrin-yoku (forest bathing) for treating addiction. *Addictive Behaviors, 111.*
> https://doi.org/10.1016/j.addbeh.2020.106556 （→QR）
>
>
>
> ● Kotera, Y. & Taylor, E. (2023). Defining the diagnostic criteria of TKS: Unique culture-bound syndrome or sub-categories of existing conditions? *Asian Journal of Psychiatry, 81.*
> https://doi.org/10.1016/j.ajp.2022.103383 （→QR）
>
>
>
> ● Kotera, Y. (2021). De-stigmatising self-care: Impact of self-care webinar during COVID-19. *International Journal of Spa & Wellness, 4*(2-3), 213-217.
> https://doi.org/10.1080/24721735.2021.1892324 （→QR）
>
>

11 出版グループ「REACH」の紹介

最後に，私が以前勤めていた大学の同僚やスーパーバイズをした社会人学生の方に勧められて作った研究グループ，REACH（Research Ensemble for Advancement in Cross-cultural Healthcare）をご紹介します。REACH には

37 人の医療従事者，教育者またはコンサルタントが 16 か国から参加しています（2024 年 7 月時点）。2 週間に 1 回オンラインでミーティングをして，論文やグラントの応募を進めています。だいたい毎月 2 本ほど論文を出版して，夏休みやクリスマス休暇を抜いて年間で 20 本ほどの出版をしています。ここでは WhatsApp グループだったり Google のメーリングリストなどを使って，常にアクティブに情報交換をしています。もし興味があればこちらのリンクをご覧ください。

● REACH（Research Ensemble for Advancement in Cross-cultural Healthcare）
https://reach-global.org/ （→QR）

　論文作成の力をつけるには，論文出版の経験が豊富で，教える意欲がある人が周りにいるのであれば，そういった人に教えてもらうのが一つの方法です。また，REACH のようなグループを見つけて参加することも一つです。REACH ではクロスカルチャー，ヘルスケア，メンタルヘルス，またはその教育に関するテーマを扱います。メンバーには，教育業界に長くいて論文による博士号を取ろうとする人もいますし，大学で講師をしながらより上のポストを狙いたいと思って論文を出版している人もいます。その中の一人は，先日ある大学の准教授になりました。また，博士課程のプログラムに入学したいので，REACH で出版物を数件出版して，入学する確率を上げたいと考えるメンバーもいます。ビジネスの世界において，自分が実践している手法を科学的に検証したいと考えるメンバーもいます。本書の冒頭で述べたように論文を出版する動機はさまざまです。なので，REACH にもいろいろなメンバーがいますが，みんなで楽しく助け合いながら論文作成を進めています。本来，論文を書くということは楽しいことです。自分が発見したことや，思うことが出版物となるのです。そして，その出版物が新たな関係性につながったり，世界のまったく知らない場所に住む人に面白いと思ってもらえたり，ある人の心の悩みの解決につながったり。これらは論文出版の醍醐味でしょう。

おわりに

　最後まで読んでいただきありがとうございました。私の論文出版の数は，今では200を超えますが，それでも**最初にアクセプトされたときのことは今でも強く覚えています**。時間をかけて気持ちを込めて書いた論文が何度かリジェクトされ，気持ちが萎えていたときに「次こそは」と出した学術誌からレビジョンの要求が来て，その後アクセプトの通知が来たのです。こんなにうまくいくことがあるんだと不思議な気持ちになりました。同時に努力が報われて本当に嬉しかったです。その日は妻と息子（当時は一人）でお祝いに外食したのを覚えています。それが2017年。

　あれから7年が経ちます。出版の数は200倍になり，家族のサイズは2倍になりました。5年前に三つ子が生まれ，かなりバタバタな仕事と家庭の両立をしています。三つ子のうちの二人には複数の障害があり，24時間体制で見守る必要があります。毎晩，妻とシフト制で二人を夜な夜な看ています。私自身，理想の家族像としては，妻の出身であるオランダの家族のイメージがあり，それはつまり，**父親も家事・家庭にどっぷりと取り組むというものです。これは，幸せな家庭を作る一つの要因だと思います**。大変ですが，誇りに思います。

　妻も私も英国出身ではないので，身近に親戚はおらず，本当に私たちだけで子どもたちをみてきました。どちらかが病気になったり，怪我をしたときは本当に大変です。仕事は相変わらずあるし，家事は2倍になる。そのように家庭が凄まじく忙しくなっても，論文の出版数は落ちることがありませんでした。三つ子が生まれると知ったときは，出版数は落ちるだろうと思ったのですが。それは論文を出版しながら，本書でご紹介させていただいたようなより良い方法を模索し続けた結果だと思います。また，チームで書くということも大事な要因です。アフリカの諺（この出典を疑問視する専門家もいますが，Whitby, 2020）に次のようなものがあります。

"If you want to go fast, go alone. If you want to go far, go together"

「速く行きたいのなら，一人で行けばよい。遠くに行きたいのであれば，みんなで行くんだ」

　これは論文作成にも当てはまると思います。共著者，または協力者としてご一緒させていただいた皆様にも本当に感謝です。

　また特に三つ子が生まれてからというもの，家庭と仕事が葛藤するたびに，「これを機に成長しよう」「ここから学べる，鍛えられるものが絶対あるはずだ」とより強く思うようになりました。そう思わないとやってこれなかったかもしれません。そして「今が一番幸せだ」と，確信でなくてもいいので，つまり「もしかしたら今が一番幸せなときなのかも」という疑問でもいいから，心に留めるようにしました。そうした視点の変更，つまり思考法が，気持ちを前向きにしてくれました。「思考法」は本書のテーマの一つにもあるように，論文を書くうえで，また書き続けるうえで非常に大事な要素だと思います。本書を通して良い思考法をみなさんに提供できたのであれば非常に嬉しく思います。

　最後に，本著の出版までのプロセスを誘導していただいた北大路書房の若森乾也様，そして，若森様をご紹介していただいた東京大学名誉教授・下山晴彦先生，そして，私の出版を心の底から応援し，アドバイスをしていただいたベストセラー『なぜか好かれる人がやっている100の習慣』（藤本，2020）などの著者，藤本梨恵子様に心から感謝を申し上げます。

　またこの本を書くにあたってサポートをいただきました東京大学の山崎俊彦教授，本書だけではなく長年私にスポンサーシップを提供してくださった中野由美さん，また，『生涯論文！忙しい臨床医でもできる英語論文アクセプトまでの道のり』（谷本，2019）の著者であり「谷本勉強会」の主催者であられる谷本哲也先生。谷本勉強会での出会いから数々の論文や活動を一緒にさせていただきました尾崎章彦先生。皆様，本当にありがとうございました。心から感謝を申し上げます。

　本書が論文を書きたい，そして，書き続けたいと思っている人たちの手助けになることを願っております。「知識は力なり」さあ，論文を出版しましょう！

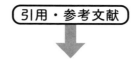

Ali, M. J. (2021, Dec). Predatory journals and conferences: Analysis of invitation emails from a single clinician-scientist's inbox. *Indian Journal of Ophthalmol, 69*(12), 3389-3390. https://doi.org/10.4103/ijo.IJO_2277_21

American Psychological Association. (2020). *7th Edition: Abstract and keywords guide*. Author. Retrieved 10 Oct from https://apastyle.apa.org/instructional-aids/abstract-keywords-guide.pdf

American Psychological Association. (2021, 2021). *Table setup*. Author. Retrieved 23 April from https://apastyle.apa.org/style-grammar-guidelines/tables-figures/tables

Arundell, L.-L., Barnett, P., Buckman, J. E. J., Saunders, R., & Pilling, S. (2021). The effectiveness of adapted psychological interventions for people from ethnic minority groups: A systematic review and conceptual typology. *Clinical Psychology Review, 88*, 102063. https://doi.org/10.1016/j.cpr.2021.102063

Bachir, Y., El-Hachem, C., Richa, S., & Bou Khalil, R. (2023, 2023/11/01/). The risk of eating disorders following the August 4th, 2020 explosion in Beirut and its relationship with trauma exposure and PTSD symptoms. *Asian Journal of Psychiatry, 89*, 103749. https://doi.org/https://doi.org/10.1016/j.ajp.2023.103749

Beaumont, E., Rayner, G., Durkin, M., & Bowling, G. (2017). The effects of compassionate mind training on student psychotherapists. *The Journal of Mental Health Training, Education and Practice, 12*(5), 300-312. https://doi.org/10.1108/JMHTEP-06-2016-0030

Beshai, S., McAlpine, L., Weare, K., & Kuyken, W. (2016). A non-randomised feasibility trial assessing the efficacy of a mindfulness-based intervention for teachers to reduce stress and improve well-being. *Mindfulness, 7*, 198-208. https://doi.org/10.1007/s12671-015-0436-1

Bester, K. L., McGlade, A., & Darragh, E. (2022). Is co-production working well in recovery colleges? Emergent themes from a systematic narrative review. *The Journal of Mental Health Training, Education and Practice, 17*(1), 48-60. https://doi.org/10.1108/JMHTEP-05-2021-0046

Blau, I., Shamir-Inbal, T., & Avdiel, O. (2020). How does the pedagogical design of a technology-enhanced collaborative academic course promote digital literacies, self-regulation, and perceived learning of students? *Internet and Higher Education, 45*. https://doi.org/10.1016/j.iheduc.2019.100722

Charlton, J. I. (1998). *Nothing about us without us*. University of California Press.

Chong, S. W., & Johnson, N. (2022). *Landscapes and narratives of PhD by publication: Demystifying students' and supervisors' perspectives*. Springer Nature.

Critical Appraisal Skills Programme. (n.d.). *How to use the PICO framework to aid critical appraisal*. Author. Retrieved 7 July from https://casp-uk.net/pico-framework/

Crowther, A., Taylor, A., Toney, R., Meddings, S., Whale, T., Jennings, H., Pollock, K., Bates, P., Henderson, C., Waring, J., & Slade, M. (2019). The impact of Recovery Colleges on mental health staff, services and society. *Epidemiology and Psychiatric Sciences, 28*(5), 481-488. https://doi.org/10.1017/S204579601800063X

Delaney, M. C. (2018). Caring for the caregivers: Evaluation of the effect of an eight-week pilot mindful self-compassion (MSC) training program on nurses' compassion fatigue and resilience. *PLoS ONE* 13:e0207261. https://doi.org/10.1371/journal.pone.0207261

Elahi, S., Elsayed, D., Ali, S., & Awaad, R. (2023, 2023/10/21). Ethnic differences in Muslim women's mental health beliefs, rejection attitudes, and familiarity with professional mental healthcare. *Mental Health, Religion & Culture, 26*(9), 890-907. https://doi.org/10.1080/13674676.2023.2243459

Ellins, J., Hocking, L., Al-Haboubi, M., Newbould, J., Fenton, S.-J., Daniel, K., Stockwell, S., Leach, B., Sidhu, M., Bousfield, J., McKenna, G., Saunders, C., O'Neill, S., & Mays, N. (2023, 2023/11/08). Implementing mental health support teams in schools and colleges: the perspectives of programme implementers and service providers. *Journal of Mental Health*, 1-7. https://doi.org/10.1080/09638237.2023.2278101

Elsevier Author Services. (2022). *Journal acceptance rates. Everything you need to know*. Elsevier. Retrieved 10 Oct from https://scientific-publishing.webshop.elsevier.com/publication-process/journal-acceptance-rates/

Furuyashiki, A., Tabuchi, K., Norikoshi, K., Kobayashi, T., & Oriyama, S. (2019, 2019/12/). A comparative study of the physiological and psychological effects of forest bathing (Shinrin-yoku) on working age people with and without depressive tendencies. *Environmental Health and Preventive Medicine, 24*(1), 46-46. https://doi.org/10.1186/s12199-019-0800-1

Gibbs, S. (2016, 2016/01/15/T09:23:15.000Z). How to use search like a pro: 10 tips and tricks for Google and beyond. *The Guardian*. Retrieved 10 Oct from https://www.theguardian.com/technology/2016/jan/15/how-to-use-search-like-a-pro-10-tips-and-tricks-for-google-and-beyond

Giovannetti, A. M., Pietrolongo, E., Borreani, C., Giordano, A., Schiffmann, I., Barabasch, A., Heesen, C., Solari, A., & for the ManTra, P. (2020). Conversion to secondary progressive multiple sclerosis: Multistakeholder experiences and needs in Italy. *PLOS ONE, 15*(2), e0228587. https://doi.org/10.1371/journal.pone.0228587

Gubbins, C., & Rousseau, D. M. (2015). Embracing translational HRD research for evidence-based management: let's talk about how to bridge the research-practice gap. *Human Resource Development Quarterly, 26*, 109-125. https://doi.org/10.1002/hrdq.21214

Hagve, M. (2020, 2020/8/18). The money behind academic publishing. *Tidsskrift for Den norske legeforening (The Journal of the Norwegian Medical Association), 140*(11). https://doi.org/10.4045/tidsskr.20.0118

Hall, G. C. N., Ibaraki, A. Y., Huang, E. R., Marti, C. N., & Stice, E. (2016). A meta-analysis of cultural adaptations of psychological interventions. *Behavior Therapy, 47*(6), 993-1014. https://doi.org/10.1016/j.beth.2016.09.005

Hayes, D., Henderson, C., Bakolis, I., Lawrence, V., Elliott, R. A., Ronaldson, A., Richards, G., Repper, J., Bates, P., Brewin, J., Meddings, S., Winship, G., Bishop, S., Emsley, R., Elton, D., McNaughton, R., Whitley, R., Smelson, D., Stepanian, K., … Slade, M. (2022). Recovery Colleges Characterisation and Testing in England (RECOLLECT): Rationale and protocol. *BMC Psychiatry, 22*(1), 627. https://doi.org/10.1186/s12888-022-04253-y

Hulley, S. B., Cummings, S. R., Browner, W. S., Grady, D. G., & Newman, T. B. (2006). *Designing clinical research* (3 ed.). Lippincott Williams and Wilkins.

Kabashkin, I., Yatskiv, I., & Prentkovskis, O. (2021). The study of students' opinion on learning online in the self-isolation period. *Reliability and Statistics in Transportation and Communication, 195*, 857-867. https://doi.org/10.1007/978-3-030-68476-1_79

Kalra, H., Tran, T., Romero, L., Sagar, R., & Fisher, J. (2024, 2024/01/01/). National policies and programs for perinatal mental health in India: A systematic review. *Asian Journal of Psychiatry, 91*, 103836. https://doi.org/https://doi.org/10.1016/j.ajp.2023.103836

Kamrani, P., Dorsch, I., & Stock, W. G. (2021, 2021/07/01). Do researchers know what the h-index is? And how do they estimate its importance? *Scientometrics, 126*(7), 5489-5508. https://doi.org/10.1007/s11192-021-03968-1

Khorami, E. S., Moeini, M., & Ghamarani, A. (2016). The effectiveness of self-compassion training: A field Trial. *Global Journal of Medicine Researches and Studies, 3*(1), 15-20.

Kotera, Y. (2021). De-stigmatising self-care: Impact of self-care webinar during COVID-19. *International Journal of Spa and Wellness, 4*(2/3), 213-217. https://doi.org/10.1080/24721735.2021.1892324

Kotera, Y., Aledeh, M., Rushforth, A., Otoo, N., Colman, R., & Taylor, E. (2022, Oct 25). A shorter form of the work Extrinsic and Intrinsic Motivation Scale: Construction and factorial validation. *International Journal of Environmental Research and Public Health, 19*(21). https://doi.org/10.3390/ijerph192113864

Kotera, Y., Chircop, J., Hutchinson, L., Rhodes, C., Green, P., Jones, R.-M., Kaluzeviciute, G., & Garip, G. (2021, 2021/12/10). Loneliness in online students with disabilities: Qualitative investigation for experience, understanding and solutions. *International Journal of Educational Technology in Higher Education, 18*(1), 64. ✏ **https://doi.org/10.1186/s41239-021-00301-x**

Kotera, Y., Cockerill, V., Green, P., Hutchinson, L., Shaw, P., & Bowskill, N. (2019a). Towards another kind of borderlessness: Online students with disabilities. *Distance Education, 40*(2), 170-186. ✏ **https://doi.org/10.1080/01587919.2019.1600369**

Kotera, Y., Conway, E., & Van Gordon, W. (2018). Ethical judgement in UK business students: Relationship with motivation, self-compassion and mental health. *International Journal of Mental Health and Addiction*, 1-15. ✏ **https://doi.org/10.1007/s11469-018-0034-2**

Kotera, Y., Green, P., & Sheffield, D. (2019b). Mental health shame of UK construction workers: Relationship with masculinity, work motivation, and self-compassion. *Revista de Psicología del Trabajo y de las Organizaciones, 35*(2), 135-143. ✏ **https://doi.org/10.5093/jwop2019a15**

Kotera, Y., Jackson, J. E., Kirkman, A., Edwards, A.-M., Colman, R., Underhill, A., Jackson, J. G., Baker, D., & Ozaki, A. (2023, 2023/02/13). Comparing the mental health of healthcare students: Mental health shame and self-compassion in counselling, occupational therapy, nursing and social work students. *International Journal of Mental Health and Addiction*. ✏ **https://doi.org/10.1007/s11469-023-01018-w**

Kotera, Y., Kotera, H., Elaina, T., Juliet, W., Rory, C., & Riswani, R. (2022). Mental health of Indonesian university students: UK comparison, and relationship between mental health shame and self-compassion. *Stigma and Health, 9*(3), 239-248. ✏ **https://doi.org/10.1037/sah0000420**

Kotera, Y., Miyamoto, Y., Vilar-Lluch, S., Aizawa, I., Reilly, O., Miwa, A., Murakami, M., Stergiopoulos, V., Kroon, H., Giles, K., Garner, K., Ronaldson, A., McPhilbin, M., Jebara, T., Takhi, S., Repper, J., Meddings, S., Jepps, J., Simpson, A. J., Kellermann, V., Arakawa, N., Henderson, C., Slade, M., & Eguchi, S. (2024). Cross-cultural comparison of Recovery College implementation between Japan and England: Corpus-based discourse analysis. *International Journal of Mental Health and Addiction*. ✏ **https://doi.org/https://doi.org/10.1007/s11469-024-01356-3**

Kotera, Y., Richardson, M., & Sheffield, D. (2020). Effects of Shinrin-Yoku (Forest Bathing) and nature therapy on mental health: A systematic review and meta-analysis. *International Journal of Mental Health and Addiction*, 1-25. ✏ **https://doi.org/10.1007/s11469-020-00363-4**

Kotera, Y., Ronaldson, A., Hayes, D., Hunter-Brown, H., McPhilbin, M., Dunnett, D., Jebara, T., Takhi, S., Masuda, T., Camacho, E., Bakolis, I., Repper, J., Meddings, S., Stergiopoulos, V., Brophy, L., De Ruysscher, C., Okoliyski, M., Kubinová, P., Eplov, L., Toernes, C., Narusson, D., Tinland, A., Puschner, B., Hiltensperger, R., Lucchi, F.,

Miyamoto, Y., Castelein, S., Borg, M., Klevan, T. G., Meng, R. T. B., Sornchai, C., Tiengtom, K., Farkas, M., Jones, H. M., Moore, E., Butler, A., Mpango, R., Tse, S., Kondor, Z., Ryan, M., Zuaboni, G., Elton, D., Grant-Rowles, J., McNaughton, R., Harcla, C., Vanderplasschen, W., Arbour, S., Silverstone, D., Bejerholm, U., Powell, C., Ochoa, S., Garcia-Franco, M., Tolonen, J., Yeo, C., Charles, A., Jepps, J., Simpson, A., Kellermann, V., Todowede, O., Asher, L., Murakami, M., Hopkins, L., Jahau, N., Arakawa, N., Scanferla, E., Henderson, C., & Slade, M. (2024a, 2024/05/08). Cross-cultural insights from two global mental health studies: Self-enhancement and ingroup biases. *International Journal of Mental Health and Addiction*. 🔗 **https://doi.org/10.1007/s11469-024-01307-y**

Kotera, Y., Ronaldson, A., Hayes, D., Hunter-Brown, H., McPhilbin, M., Dunnett, D., Jebara, T., Takhi, S., Masuda, T., Camacho, E., Bakolis, I., Repper, J., Meddings, S., Stergiopoulos, V., Brophy, L., De Ruysscher, C., Okoliyski, M., Kubinová, P., Eplov, L., Toernes, C., Narusson, D., Tinland, A., Puschner, B., Hiltensperger, R., Lucchi, F., Miyamoto, Y., Castelein, S., Borg, M., T, G., Meng, R., Sornchai, C., Tiengtom, K., Farkas, M., Moreland, H., Moore, E., Butler, A., Mpango, R., Tse, S., Kondor, Z., Ryan, M., Zuaboni, G., Elton, D., Grant-Rowles, J., McNaughton, R., Hanlon, C., Harcla, C., Vanderplasschen, W., Arbour, S., Silverstone, D., Bejerholm, U., Ling, C., Ochoa, S., Garcia-Franco, M., Tolonen, J., Yeo, C., Charles, A., Henderson, C., & Slade, M. (2024b) 28-country global study on associations between cultural characteristics and Recovery College fidelity. *npj Mental Health Research*. 🔗 **DOI: 10.1038/s44184-024-00092-9**

Kotera, Y., & Sheffield, D. (2020). Revisiting the self-compassion scale-short form: Stronger associations with self-inadequacy and resilience. *SN Comprehensive Clinical Medicine, 2*(6), 761-769. 🔗 **https://doi.org/10.1007/s42399-020-00309-w**

Kotera, Y., & Van Gordon, W. (2021). Effects of self-compassion training on work-related well-being: A systematic review. *Frontiers in Psychology, 12.* 🔗 **https://doi. org/10.3389/fpsyg.2021.630798**

Kotera, Y., Van Laethem, M., & Ohshima, R. (2020). Cross-cultural comparison of mental health between Japanese and Dutch workers: Relationships with mental health shame, self-compassion, work engagement and motivation. *Cross Cultural and Strategic Management, 27*(3), 511–530. 🔗 **https://doi.org/10.1108/CCSM-02-2020-0055**

Landes, S. J., Abraham, T. H., Woods, J. A., Curtis, N. D., Lauver, M., Manchester, C., Garrido, M. M., Porter, S., Hughes, G., & Reger, M. A. (2023, Dec 1). Qualitative evaluation of a caring letters suicide prevention intervention for the veterans crisis line. *Psychiatr Serv, 74*(12), 1234-1239. 🔗 **https://doi.org/10.1176/appi. ps.20220632**

Langham-Putrow, A., Bakker, C., & Riegelman, A. (2021). Is the open access citation advantage real? A systematic review of the citation of open access and subscription-based articles. *PLOS ONE, 16*(6), e0253129. 🔗 **https://doi.org/10.1371/ journal.pone.0253129**

Lenharo, M. (2023, 2023/7). The true cost of science's language barrier for non-native English speakers. *Nature, 619*(7971), 678-679. https://doi.org/10.1038/d41586-023-02320-2

Lin, E., Harris, H., Black, G., Bellissimo, G., Di Giandomenico, A., Rodak, T., Costa-Dookhan, K. A., Shier, R., Rovet, J., Gruszecki, S., & Soklaridis, S. (2022a). Evaluating recovery colleges: A co-created scoping review. *Journal of Mental Health*, 32(4), 813-834. https://doi.org/10.1080/09638237.2022.2140788

Lipowski, E. E. (2008). Developing great research questions. *American Journal of Health-System Pharmacy, 65*(17), 1667-1670. https://doi.org/10.2146/ajhp070276

Maratos, F. A., Montague, J., Ashra, H., Welford, M., Wood, W., & Barnes, C., et al. (2019). Evaluation of a compassionate mind training intervention with school teachers and support staff. *Mindfulness,10*, 2245-2258. https://doi.org/10.1007/s12671-019-01185-9

McMaster University. (2024, 2024). *Guides & Tutorials: How to search the literature (Advanced): truncation and wildcards*. Health Science Library. Retrieved 10 Oct from https://hslmcmaster.libguides.com/c.php?g=716883&p=5201232

MIT Communication Lab. (2016, 2016). *Journal article: Introduction*. Author. Retrieved 10 Oct from https://mitcommlab.mit.edu/broad/commkit/journal-article-introduction/

Miyagawa, Y., Tóth-Király, I., Knox, M. C., Taniguchi, J., & Niiya, Y. (2022, 2022-January-14). Development of the Japanese Version of the State Self-Compassion Scale (SSCS-J) [Original Research]. *Frontiers in psychology, 12*. https://doi.org/10.3389/fpsyg.2021.779318

Nacke, L. (2023, 2023/04/15/T04:53:39.000Z). *Understanding the reasons for paper rejection*. Author. Retrieved 20 April from https://www.lennartnacke.com/understanding-the-reasons-for-paper-rejection/

National School of Healthcare Science (2024, 2024/02/14/). *What is a clinical academic?* Author. Retrieved 10 Oct from https://nshcs.hee.nhs.uk/healthcare-science/careers-in-healthcare-science/clinical-academic-careers/what-is-a-clinical-academic/

Nature Human Behaviour. (2021, 2021/06/01). Why the title of your paper matters. *Nature Human Behaviour, 5*, 665. https://doi.org/10.1038/s41562-021-01152-2

Nature Mental Health. (n.d.). *Writing and language*. Author. Retrieved 10 Oct from https://www.nature.com/natmentalhealth/submission-guidelines/writing-and-language

Neff, K. (2003a). Self-compassion: An alternative conceptualization of a healthy attitude toward oneself. *Self Identity, 2*, 85-101. https://doi.org/10.1080/15298860309032

No Isolation. (2020). *The impact of the COVID-19 pandemic and other health concerns on school attendance in the UK in the 2020–21 school year.* 1-25.

Oguchi, T. (2014, 2014). International journals and geography in Japan. *Proceedings of the General Meeting of the Association of Japanese Geographers, 2014s*(0), 100127. ⊘ **https://doi.org/10.14866/ajg.2014s.0_100127**

O'Neill, K., Lopes, N., Nesbit, J., Reinhardt, S., & Jayasundera, K. (2020). Modeling undergraduates' selection of course modality: A large sample, multi-discipline study. *The Internet and Higher Education, 48*(100776), 1-11. ⊘ **https://doi.org/10.1016/j.iheduc.2020.100776**

ORCID - Connecting Research and Researchers. (2021). *A Quick Tour of the ORCID Record.* ⊘ **https://www.youtube.com/watch?v=00kaokX2n3I**

Ozaydın Ozkara, B., & Cakir, H. (2018). Participation in online courses from the students' perspective. *Interactive Learning Environments, 26*(7), 924-942. ⊘ **https://doi.org/10.1080/10494820.2017.1421562**

Page, B. (2019, 2019/02/21/). Elsevier records 2% lifts in revenue and profits. *The Bookseller.* Retrieved 10 Oct from ⊘ **https://www.thebookseller.com/news/elsevier-records-2-lifts-revenue-and-profits-960016**

Papagianni, V., & Kotera, Y. (2022, 2022/05/04). The beneficial effects of a single hypnotherapy session using parts negotiation for specific phobias. *International Journal of Spa and Wellness, 5*(2), 167-184. ⊘ **https://doi.org/10.1080/24721735.2022.2049103**

Pidgeon, A. M., Ford, L., & Klaassen, F. (2014). Evaluating the effectiveness of enhancing resilience in human service professionals using a retreat-based mindfulness with metta training program: a randomised control trial. *Psychology, Health & Medicine, 19*(3), 355-364. ⊘ **https://doi.org/10.1080/13548506.2013.806815**

PLOS Writing Center. (2020). *How to write discussions and conclusions.* PLOS. Retrieved 10 Oct from ⊘ **https://plos.org/resource/how-to-write-conclusions/**

Prisma Statement. (2020, 2020). *PRISMA 2020 checklist.* Author. Retrieved 10 Oct from ⊘ **https://www.prisma-statement.org/prisma-2020-checklist**

Rao, N., & Kemper, K. J. (2017). Online training in specific meditation practices improves gratitude, well-being, self-compassion, and confidence in providing compassionate care among health professionals. *Journal of Evidence-Based Complementary Alternative Med. 22*(2), 237-241. ⊘ **https://doi.org/10.1177/2156587216642102**

Rathod, S., Gega, L., Degnan, A., Pikard, J., Khan, T., Husain, N., Munshi, T., & Naeem, F. (2018). The current status of culturally adapted mental health interventions: A practice-focused review of meta-analyses. *Neuropsychiatric Disease and Treatment, 14*, 165-178. ⊘ **https://doi.org/10.2147/ndt.S138430**

ResearchGate. (2023). *Press.* Author. Retrieved 10 Oct from ⊘ **https://www.researchgate.net/press**

Richardson, W. S., Wilson, M. C., Nishikawa, J., & Hayward, R. S. (1995, Nov-Dec). The well-built clinical question: A key to evidence-based decisions. *ACP Journal Club, 123*(3), A12-13.

Ruth, M. M., Nicola, G., Abdulmajid, A., Duff, B., Julie, B., Eleanor, G., Mike, L., Robert, L., Naveed, S., Sally, S., Ian, F., & Jennifer, L. (2021). SurgiCal Obesity Treatment Study (SCOTS): A prospective, observational cohort study on health and socioeconomic burden in treatment-seeking individuals with severe obesity in Scotland, UK. *BMJ Open, 11*(8), e046441. ⌘ **https://doi.org/10.1136/bmjopen-2020-046441**

Sansó, N., Galiana, L., Cebolla, A., Oliver, A., Benito, E., & Ekman, E. (2017). Cultivating emotional balance in professional caregivers: a pilot intervention. *Mindfulness, 8,* 1319-1327. ⌘ **https://doi.org/10.1007/s12671-017-0707-0**

Sansó, N., Galiana, L., González, B., Sarmentero, J., Reynes, M., & Oliver, A., et al. (2019). Differential effects of two contemplative practice-based programs for health care professionals. *Psychosocial Intervention, 28*(3), 131-138. ⌘ **https://doi.org/10.5093/pi2019a12**

Scarlet, J., Altmeyer, N., Knier, S., & Harpin, R. E. (2017). The effects of Compassion Cultivation Training (CCT) on health-care workers. *Clinical Psychologist, 21*, 116–124. ⌘ **https://doi.org/10.1111/cp.12130**

Scimago Lab. (2024, 2024). *Scimago journal & country rank.* Author. Retrieved 10 Oct from ⌘ **https://www.scimagojr.com/**

Seinsche, L., Schubin, K., Neumann, J., & Pfaff, H. (2023). Employees' resources, demands and health while working from home during COVID-19 pandemic—A qualitative study in the public sector. *International Journal of Environmental Research and Public Health, 20*(1), 411. ⌘ **https://doi.org/10.3390/ijerph20010411**

Shanahan, D. (2012, 2012/10/01). For the write reason. *Journal of Wound Care, 21*(10), 467-467. ⌘ **https://doi.org/10.12968/jowc.2012.21.10.467**

Smith, S. (2015). *PhD by published work.* Red Globe Press.

Smith, K., Dandil, Y., Baillie, C., & Tchanturia, K. (2019). Well-being workshops in eating disorder wards and their perceived benefits to patients and the multi-disciplinary team: a pilot study. *Brain Sciences, 9*(10), 247. ⌘ **https://doi.org/10.3390/brainsci9100247**

Springer. (2023, 2023). *Cover letters.* Author. Retrieved 10 Oct from ⌘ **https://www.springer.com/kr/authors-editors/authorandreviewertutorials/submitting-to-a-journal-and-peer-review/cover-letters/10285574**

Stuckler, D. (2021). *Submitting to Top Journals - Don't Make These Mistakes! (Jocalyn Clark - The Lancet).* Retrieved 10 Oct from ⌘ **https://www.youtube.com/watch?v=jjsbqcecEc8**

Suyi, Y., Meredith, P., & Khan, A. (2017). Effectiveness of mindfulness intervention in reducing stress and burnout for mental health professionals in Singapore. *Explore, 13*, 319-326. ⊘ **https://doi.org/10.1016/j.explore.2017.06.001**

Tao, K.-m., Li, X.-q., Zhou, Q.-h., Moher, D., Ling, C.-q., & Yu, W.-f. (2011). From QUOROM to PRISMA: A survey of high-impact medical journals' instructions to authors and a review of Systematic Reviews in Anesthesia Literature. *PLOS ONE, 6*(11), e27611. ⊘ **https://doi.org/10.1371/journal.pone.0027611**

Tay, A. (2020). *How to write a good research paper title: Unread science is lost science*. Springer Nature. Retrieved 17 Nov from ⊘ **https://www.nature.com/nature-index/news/how-to-write-a-good-research-science-academic-paper-title**

The New York Times. (2020, 2020/6/10). *Over 60 New York Times graphs for students to analyze*. Author. Retrieved 10 July from ⊘ **https://www.nytimes.com/2020/06/10/learning/over-60-new-york-times-graphs-for-students-to-analyze.html**

Thériault, J., Lord, M.-M., Briand, C., Piat, M., & Meddings, S. (2020). Recovery Colleges after a decade of research: A literature review. *Psychiatric Services, 71*(9), 928-940. ⊘ **https://doi.org/10.1176/appi.ps.201900352**

The University of Arizona Libraries. (2024). *Predatory publishers*. Author. Retrieved 23 May from ⊘ **https://libguides.library.arizona.edu/c.php?g=945334&p=6815520**

Toney, R., Elton, D., Munday, E., Hamill, K., Crowther, A., Meddings, S., Taylor, A., Henderson, C., Jennings, H., Waring, J., Pollock, K., Bates, P., & Slade, M. (2018a). Mechanisms of action and outcomes for students in Recovery Colleges. *Psychiatric Services, 69*(12), 1222-1229. ⊘ **https://doi.org/10.1176/appi.ps.201800283**

Toney, R., Knight, J., Hamill, K., Taylor, A., Henderson, C., Crowther, A., Meddings, S., Barbic, S., Jennings, H., Pollock, K., Bates, P., Repper, J., & Slade, M. (2018b). Development and evaluation of a recovery college fidelity measure. *The Canadian Journal of Psychiatry, 64*(6), 405-414. ⊘ **https://doi.org/10.1177/0706743718815893**

Tong, A., Sainsbury, P., & Craig, J. (2007). Consolidated criteria for reporting qualitative research (COREQ): A 32-item checklist for interviews and focus groups. *International Journal for Quality in Health Care, 19*(6), 349-357. ⊘ **https://doi.org/10.1093/intqhc/mzm042**

Tullu, M. S. (2019, Apr). Writing the title and abstract for a research paper: Being concise, precise, and meticulous is the key. *Saudi Journal of Anaesth, 13*(Suppl 1), S12-s17. ⊘ **https://doi.org/10.4103/sja.SJA_685_18**

UK Research and Innovation. (2023). *Research England grant allocations to HEPs 2023 to 2024*. Author. UK research and innovation. Retrieved 31 January from ⊘ **https://www.ukri.org/publications/research-england-grant-allocations-to-heps-2023-to-2024/**

University of Southampton. (2024, 2024). *EndNote: Reference management software*.

Author. Retrieved 20 April from ⊘ **https://library.soton.ac.uk/endnote/ systematic-reviews**

Waheed, W., Hughes-Morley, A., Woodham, A., Allen, G., & Bower, P. (2015, 2015/05/02). Overcoming barriers to recruiting ethnic minorities to mental health research: a typology of recruitment strategies. *BMC Psychiatry, 15*(1), 101. ⊘ **https://doi. org/10.1186/s12888-015-0484-z**

Wallace, S. S., Barak, G., Truong, G., & Parker, M. W. (2022). Hierarchy of Evidence Within the Medical Literature. *Hospital Pediatrics*, 12(8), 745-750. ⊘ **https://doi. org/10.1542/hpeds.2022-006690**

Web of Science Training Japan (2023). 論文執筆の必須アイテム EndNote Online を使ってみ よう. ⊘ **https://www.youtube.com/watch?v=YAd6-tL8nsE**

Whitby, A. (2020). *Who first said: If you want to go fast, go alone; if you want to go far, go together?* Author. Retrieved 24 May from ⊘ **https://andrewwhitby. com/2020/12/25/if-you-want-to-go-fast/**

White, P., & Stewart, R. (n.d.). *Elevator pitch*. MIT Communication Lab. Retrieved 19 April from ⊘ **https://mitcommlab.mit.edu/nse/commkit/elevator-pitch/**

Whitley, R., Shepherd, G., & Slade, M. (2019). Recovery colleges as a mental health innovation. *World Psychiatry, 18*(2), 141-142. ⊘ **https://doi.org/10.1002/wps.20620**

Wiley. (2024, 2024). *Step by step guide to reviewing a manuscript*. Author. Retrieved 10 Oct from ⊘ **https://authorservices.wiley.com/Reviewers/journal-reviewers/ how-to-perform-a-peer-review/step-by-step-guide-to-reviewing-a- manuscript.html**

Williams, S. (2014). Are 90% of academic papers really never cited? Reviewing the literature on academic citations. *Impact of Social Sciences*. Retrieved 10 Oct from ⊘ **https://blogs.lse.ac.uk/impactofsocialsciences/2014/04/23/academic- papers-citation-rates-remler/**

Young, E. (2022). *#ORCIDat10: Celebrating 10 years of the ORCID galaxy*. ORCID. Retrieved 18 May from ⊘ **https://info.orcid.org/orcidat10-celebrating-10- years-of-the-orcid-galaxy/**

Zotero. (n.d.). *Using Zotero with Google Docs*. Author. Retrieved 10 Oct from ⊘ **https:// www.zotero.org/support/google_docs**

安藤則夫. (2010). 日本的心理特徴から生まれた日本語の構造：日本的心性が日本語に与え る影響について. 植草学園大学研究紀要, *2*, 49-58.

藤本梨恵子. (2020). なぜか好かれる人がやっている 100 の習慣. 明日香出版社.

福原俊一. (2013). 臨床研究の道標：7 つのステップで学ぶ研究デザイン　特定非営利活動法 人 健康医療評価研究機構

原 正彦. (2017). 臨床研究立ち上げから英語論文発表まで最速最短で行うための極意. 金芳 堂.

河本 健．・石井達也．（2018）．トップジャーナル 395 編の「型」で書く医学英語論文：言語学的 Move 分析が明かした執筆の武器になるパターンと頻出表現．羊土社．

文部科学省．（2022, 2022）．第 1 章 我が国の研究力の現状と課題：文部科学省．文部科学省ホームページ．Retrieved 10 Oct from https://www.mext.go.jp/b_menu/hakusho/html/hpaa202201/1421221_00005.html

佐藤雅昭．（2016）．なぜあなたは論文が書けないのか？：理由がわかれば見えてくる，論文を書ききるための処方箋．メディカルレビュー社．

谷本哲也．（2019）．生涯論文！：忙しい臨床医でもできる英語論文アクセプトまでの道のり．金芳堂．

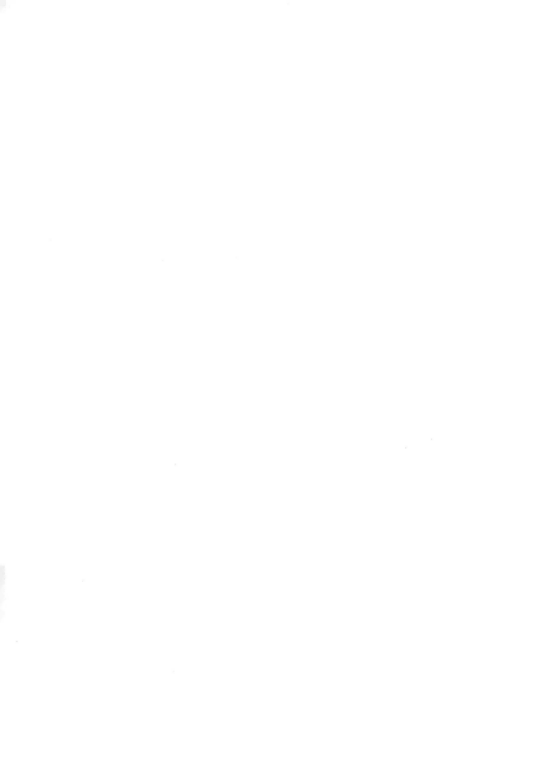

索引

［A-Z］

linguistic distance（言語間距離）　ii
MIT のコミュニケーション・ラボ　034
PPI（Patient and Public Involvement）　047
REF（Research Excellence Framework）　006
The Lancet　148
The Lancet Psychiatry　010
World Psychiatry　010

［あ］

アブストラクト　128
アンカー　025
アンブレラレビュー　105
一次調査（Primary Research）　046
イムラッド（IMRaD）　019
インクルーシブ　049
イントロダクション　100
インパクト　005
ウィンゾライゼーション　140
ウェブ・オブ・サイエンス（Web of Science）　172
受け身　018
エディトリアル　022
エレベーターピッチ　046

［か］

外発的動機　iii
学術誌　002

学術誌の編集者　071
カスケーディング　155
カバーレター　147
キーワード　128
原著論文　019
国際誌　002

［さ］

査読者　002
シングルブラインド・レビュー　158
神経言語プログラミング（NLP）　017
セルフ・コンパッション　094

［た］

タイトル　128
ダブルブラインド・レビュー　158
ディスカッション　112
ディスカバラビリティ　134
トランスレーショナルリサーチ　117

［な］

内発的動機　iii

［は］

バーンアウト　018
ビジュアルエイド　040
プレプリント　120
文献レビュー　181
編集者　002

[ま]

マインドフル　iv

メソッド　070

メタ分析　046

[よ]

抑制コーピング　123

[ら]

リカバリーカレッジ　129

リサーチクエスチョン（RQ）　064

リザルト　088

リテラチャー・レビュー　046

臨床研究　066

レスポンスレター　157

論文出版による博士号（PhD by publication）
　　008

著者紹介

小寺康博（こてら・やすひろ）

株式会社リクルート就職後，起業。その後，渡米，渡英
2021 年　University of Derby（ダービー大学）博士課程修了，博士（メンタルヘルス）
現　　在　University of Nottingham, Faculty of Medicine and Health Sciences（ノッティンガム大学・医学健康科学部）准教授（メンタルヘルス）&三つ子を含む 4 人の子どもの父

［主著・論文］
28-country global study on associations between cultural characteristics and Recovery College fidelity (*npj Mental Health Research*; DOI: 10.1038/s44184-024-00092-9), Effects of shinrin-yoku (forest bathing) and nature therapy on mental health: A systematic review and meta-analysis (*International Journal of Mental Health and Addiction*; DOI: 10.1007/s11469-020-00363-4. 最も引用されている「森林浴のメンタルヘルス効果のエビデンス統合」など 220 以上の論文を出版（2024 年 9 月時点）。その他，書籍 8 冊，チャプター 12 本などさまざまな種類の出版をする（Yasuhiro Kotera, Google Scholar →QR）。研究グループ REACH（Research Ensemble for Advancement in Cross-cultural Healthcare）にて 16 か国から集まる 40 人のヘルスケア・教育プロフェッショナルのメンターを務める。

メンタルヘルスの英語論文の書き方

―― 国際誌で出版し続けるコツと思考法

2025 年 1 月 20 日　初版第 1 刷発行

著　者	小　寺　康　博	
発 行 所	㈱ 北 大 路 書 房	
〒 603-8303	京都市北区紫野十二坊町 12-8	
	電話代表	（075）431-0361
	Ｆ Ａ Ｘ	（075）431-9393
	振替口座	01050-4-2083

Ⓒ 2025

編集・デザイン・装丁／上瀬奈緒子（綴水社）
印刷・製本／共同印刷工業（株）
落丁・乱丁本はお取り替えいたします。
定価はカバーに表示してあります。

Printed in Japan
ISBN978-4-7628-3271-0

JCOPY 〈(社)出版者著作権管理機構 委託出版物〉
本書の無断複写は著作権法上での例外を除き禁じられています。複写される場合は，
そのつど事前に，(社)出版者著作権管理機構（電話 03-5244-5088，FAX 03-5244-5089，
e-mail: info@jcopy.or.jp）の許諾を得てください。